医師が教える

新しい腸活レシピ

著者
江田証
日本消化器病学会専門医
医学博士

レシピ
牧野直子 管理栄養士

池田書店

はじめに

腸を制するものは、全身を制す

つまり、「腸が全身の健康を決めている」ことがわかってきました。

しかし、周りを見回してみると、腸の不調のせいで、毎日の生活を当たり前に送ることにすら苦労している人でいっぱいです。

急な下痢、ガス、腹痛、おなかの張り、不快感を伴う便秘……。

そのせいで会社や学校に行けなくなったり、仕事や勉強にも集中できず、ひそかに悩んでいるのです。

このような病気を「過敏性腸症候群（IBS）」と呼びます。実は、IBSの患者さんは、透析を受けている患者さんより生活の質（QOL＝クオリティーオブライフ）が低いことがわかっているのです。

今まで本当に、辛かったですね。

でも、この本の食事法を行うと、多くの患者さんは、症状が改善します。
「もっと早く知りたかった！」
そうしたら私の青春は、もっと楽しめたのに……！
皆さん口々に、そうおっしゃいます。
この食事法は、オーストラリアのモナッシュ大学発の食事法で、世界で最も権威の高い医学誌『Gastroenterology』誌をはじめ、たくさんの論文にておなかの不調の改善効果が報告されています。この新しい腸活の食事法を「低FODMAP《フォドマップ》食事法」と呼びます。
それを今回、この本で「新しい腸活レシピ」としてあなたにお届けいたします。たくさんの工夫がつまったおいしいレシピです。
あなたの人生に安らぎと幸福が訪れることを心から祈って、この本を贈ります。

医学博士・江田クリニック院長　江田　証

CONTENTS

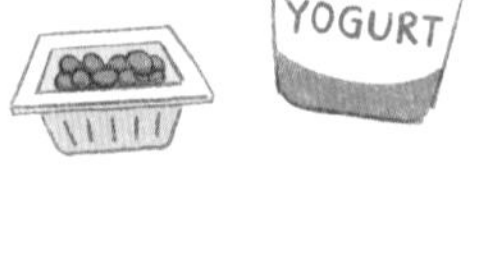

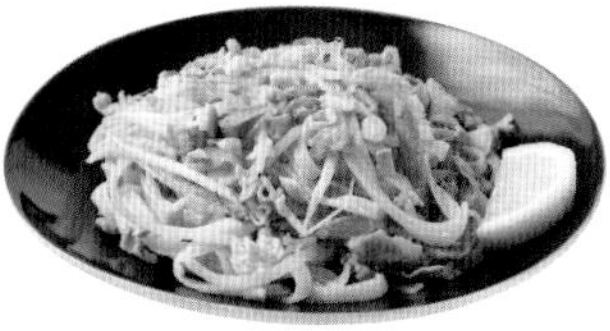

魚のおかず

ひと皿ごはん

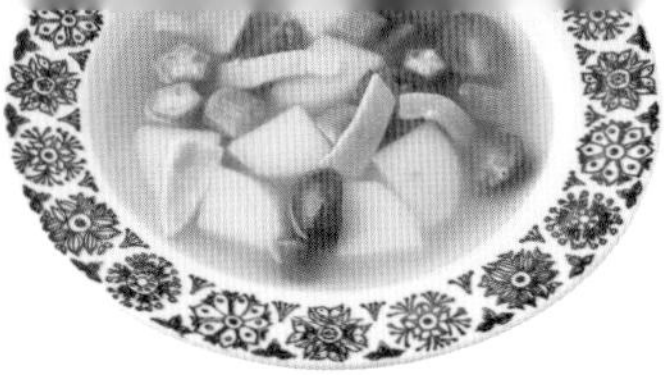

野菜のおかず

汁物

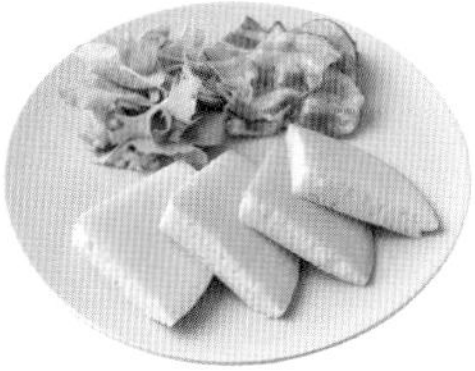

レシピについて

- この本で使用している計量カップは200㎖、計量スプーンは大さじ15㎖、小さじ5㎖です。
- 塩小さじ1=6g、砂糖小さじ1=3gです。
- 材料の分量の「少々」とは親指と人差し指でつまんだ量をさします。「適量」は調味料やスパイスなら味見しながら、揚げ油なら調理器具の大きさに合わせて分量を決めてください。「適宜」とある場合は、味見をして必要なければ入れなくてかまいません。
- 米1合は180㎖です。
- 材料や作り方には目安の分量や調理時間を表記しています。食材や調理器具によって差がありますので調整してください。
- 電子レンジの加熱時間は600Wを使用したときの目安です。500Wの場合は加熱時間を1.2倍、700Wの場合は0.8倍で計算してください。機種によって多少異なるので調整してください。
- 野菜を洗う、皮をむく、ヘタを取るなどの基本的な下ごしらえの記述は省略しています。
- 塩は精製塩を使用しています。

腸内環境チェックリスト

次の項目にひとつでも当てはまるものがあれば、あなたのおなかの不調は、
高FODMAP食品（120～123ページ参照）が原因の可能性があります。

- [ ] 糖質をとりすぎないように、お米を控えているが、おなかが張る。
- [ ] パンやパスタを食べたあとに、おなかの調子が悪くなる。
- [ ] 牛乳やチーズなどの乳製品を食べると腹痛が起こる。
- [ ] 毎朝ヨーグルトを食べているのに、便通がよくない。
- [ ] ごぼう、豆などの食物繊維をとると、ガスや便秘、下痢がひどくなる。
- [ ] 納豆、キムチなどの発酵食品を食べても、便秘が続く。
- [ ] 玉ねぎやにんにくを食べると、下痢や腹痛が起こる。
- [ ] きのこ類を食べると、腹痛が起こる。
- [ ] りんごや桃、柿を食べると、おなかが不快になる。
- [ ] キシリトールガムを噛むと、おなかがゆるくなる。

1つでも当てはまれば、
低FODMAP食事法（22ページ、26ページ参照）を実践してみましょう。
おなかの不調が緩和されます。

1章

健康は腸内環境が決める

近年、腸をよい状態に保つ「腸活」をする人が増えました。
しかし、腸によいといわれる食品を食べても、
おなかの調子がよくならない人がいます。
ここでは知っておきたい腸の基礎知識や、
腸活のための新しい食事法について解説します。

○腸と脳は互いに情報交換をしていた！

腸は食べ物の消化・吸収だけを行う単なる消化器官ではありません。腸の神経細胞は脳に次いで多く、約1億個にものぼります。**この神経細胞は腸管神経系といわれ、腸独自の神経ネットワークが**発達しています。そのため、**腸は脳や脊髄《せきずい》からの指示がなくとも、自らが考えて判断を下し、活動できることから「第二の脳」とも呼ばれている**のです。

腸管神経は、腸に網の目のように張り巡らされていて、1メートルもある迷走神経（脳から腹部、内臓まで広く分布する神経）を通じて脳とつながっています。迷走神経は主に腸の動きを活発にする副交感神経の機能を持ち、反対に腸の動きを抑える交感神経は脊髄の中枢《ちゅうすう》神経とつながっています。

こうした**脳と腸のつながりのことを「脳腸相関」と呼びます。**脳から腸への情報伝達だけでなく、腸から脳へも情報伝達をしており、つまり**脳と腸はお互いに情報交換、対話をしている**というわけです。**腸の不調などの情報は脳に伝わり、脳で受けたストレスもまた腸に反映**されます。そのため、腸内の状態の情報が脳に伝わり、そこから体のあらゆる場所へと影響を及ぼします。

また、腸は心臓や肺など脳以外の多くの臓器ともコミュニケーションをとりながら機能しているのです。

《 脳と腸は互いに対話をしている 》

「脳腸相関」により、脳と腸は双方向に情報を交換。腸の働きには、
自律神経である交感神経と副交感神経（迷走神経）が大きく関わってきます。

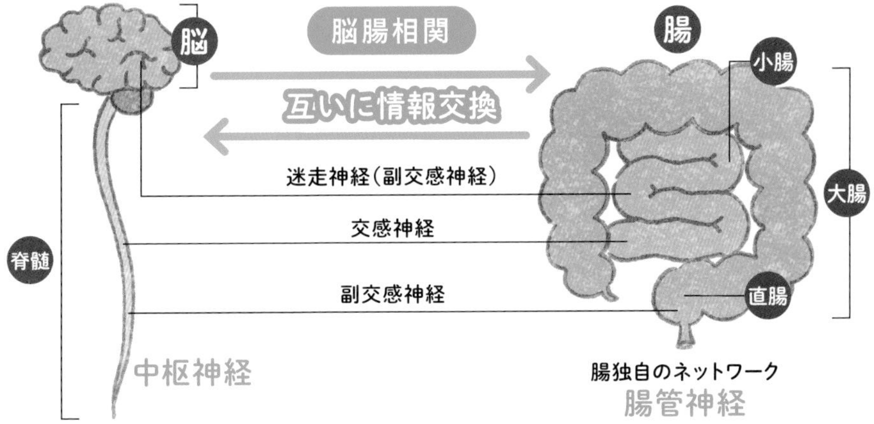
脳
脳腸相関
互いに情報交換
腸
小腸
大腸
迷走神経（副交感神経）
交感神経
副交感神経
脊髄
直腸
中枢神経
腸独自のネットワーク
腸管神経

《 腸は多くの臓器と連携している 》

腸は脳だけではなく、多くの臓器と複雑にコミュニケーションをとっています。
各臓器と連携しながら、体内機能のバランスを維持しています。

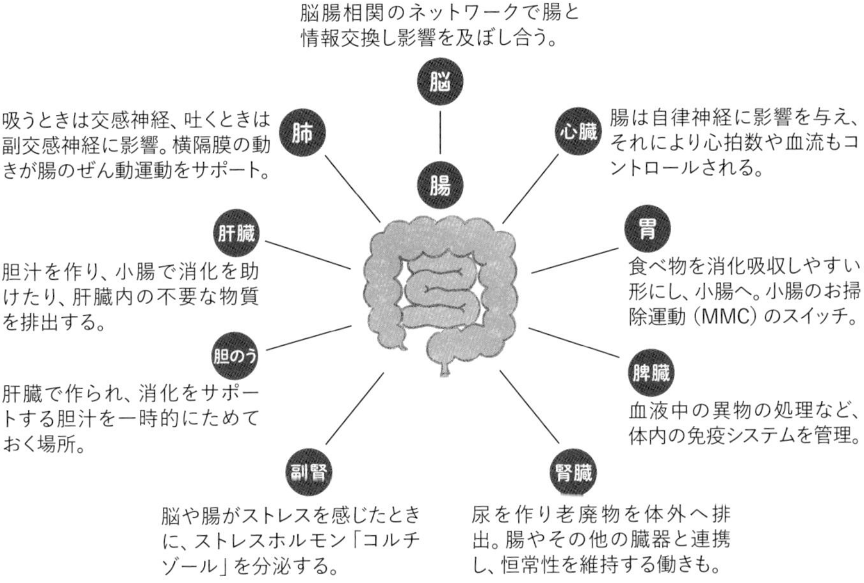
脳腸相関のネットワークで腸と情報交換し影響を及ぼし合う。
脳
腸
肺
吸うときは交感神経、吐くときは副交感神経に影響。横隔膜の動きが腸のぜん動運動をサポート。
心臓
腸は自律神経に影響を与え、それにより心拍数や血流もコントロールされる。
肝臓
胆汁を作り、小腸で消化を助けたり、肝臓内の不要な物質を排出する。
胃
食べ物を消化吸収しやすい形にし、小腸へ。小腸のお掃除運動（MMC）のスイッチ。
胆のう
肝臓で作られ、消化をサポートする胆汁を一時的にためておく場所。
脾臓
血液中の異物の処理など、体内の免疫システムを管理。
副腎
脳や腸がストレスを感じたときに、ストレスホルモン「コルチゾール」を分泌する。
腎臓
尿を作り老廃物を体外へ排出。腸やその他の臓器と連携し、恒常性を維持する働きも。

○腸内細菌のバランスが大切

私たちの腸内にはさまざまな細菌が生息しています。その種類は2000種類超、数は約100兆〜1000兆個、重さは約1・5kg。これらの腸内細菌は腸壁の粘膜にびっしりと張り付いていて、その状態がお花畑（フローラ）のように見えることから「腸内フローラ（腸内細菌叢《そう》）」と呼ばれています。

腸内フローラを形成している腸内細菌の種類は大きく3つに分けられます。**体によい影響を与える善玉《ぜんだま》菌、悪い影響を与える悪玉《あくだま》菌、中立的な立場の日和見《ひよりみ》菌。**良好な腸内環境を保つには、この**3つの菌のバランスが非常に重要です。理想的なバランスは善玉菌が2割、悪玉菌が1割、日和見菌が7割**とされています。日和見菌は数が多い菌へ加勢するため、悪玉菌が善玉菌より多くなると、日和見菌が悪玉菌の味方をして一気にバランスが崩れ、腸内環境が悪化し、さまざまな不調をもたらします。

また、**60歳を過ぎた頃から腸内細菌のバランスが大きく変化する**こともわかっています。**善玉菌が少しずつ減り始め、悪玉菌が増え始めてしまう**のです。なぜこのような変化が起きるのか、まだ原因は解明されていませんが、加齢により腸内環境が悪化していくことは事実です。日頃から腸内環境を整える生活をしていきましょう。

《 理想的な腸内細菌のバランスとは 》

日和見菌は数が多いほうに加勢するため、常に善玉菌が悪玉菌より
優勢な状態を保つようにすると、腸内環境が整い、健康に。

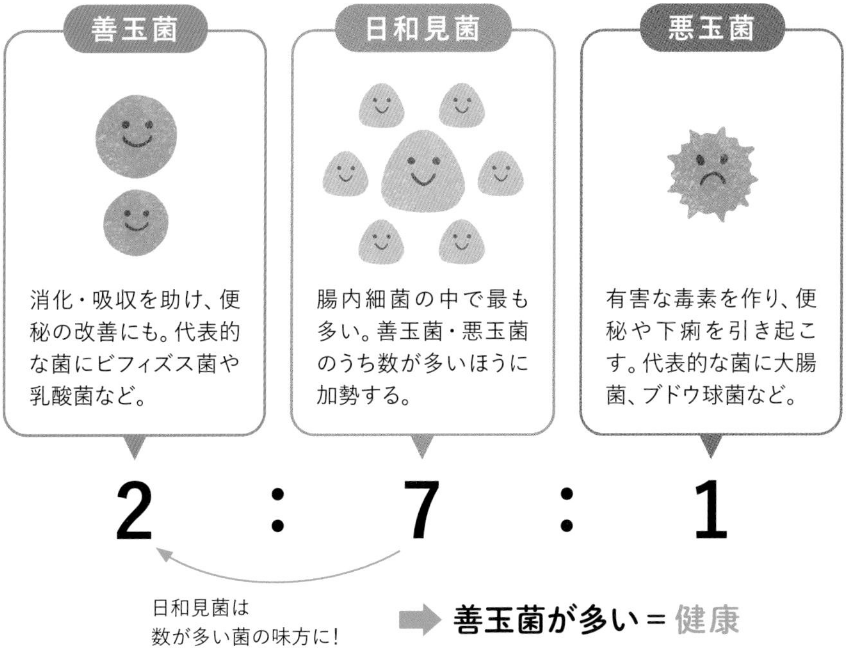
善玉菌
消化・吸収を助け、便秘の改善にも。代表的な菌にビフィズス菌や乳酸菌など。
日和見菌
腸内細菌の中で最も多い。善玉菌・悪玉菌のうち数が多いほうに加勢する。
悪玉菌
有害な毒素を作り、便秘や下痢を引き起こす。代表的な菌に大腸菌、ブドウ球菌など。
2 : 7 : 1
日和見菌は
数が多い菌の味方に!
善玉菌が多い＝健康

《 腸内細菌のバランスが崩れる理由 》

生活習慣の乱れ、ストレスなど原因はさまざま。また、偏った食事や運動不足などの
影響で、腸内細菌の種類の多様性が失われる（ディスバイオシス）ことも。

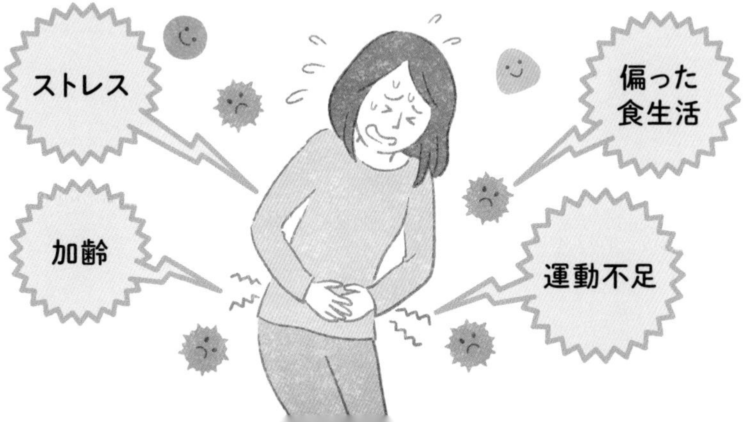
ストレス
偏った
食生活
加齢
運動不足

○10人に1人は過敏性腸症候群

検査では特に異常が見つからないのに、下痢や便秘などの症状が続き困っているという人も多いのではないでしょうか。近年こういった腸トラブルで悩む人が増えており、このような症状を「**過敏性腸症候群**（ＩＢＳ=Irritable Bowel Syndrome）」といいます。

今や**日本人の10人に1人がＩＢＳを抱えている**といわれています。健康な人でもストレスを感じると腸に影響しますが、ＩＢＳの人はさらに感覚が敏感で、少しの刺激でも腹痛や下痢、便秘などの便通異常などが引き起こされます。便通異常はその症状によって、便秘型、下痢型、交替型の3つに分けられます。便秘型は女性に多く、慢性的な腹部の不快感があり、下痢型は10～20代の若者や男性に多く、急に激しい腹痛に襲われることが多いです。交替型は便秘と下痢を繰り返すタイプのこと。これ以外にも頭痛、めまい、うつ症状などの不調が現れます。

ＩＢＳのはっきりとした原因はわかっていませんが、**ＩＢＳ患者の85％超はなんらかのストレスを抱えている**という報告もあります。また、おなかの不調は気のせいではなく、病気が隠れている場合もあります。腸や便の状態を日頃から観察し、改善策を見つけていきましょう。

《 原因不明の腹痛は過敏性腸症候群の可能性が 》

緊張する場面で下痢になるのは、失敗できないという強い不安（興奮）を抑えようと、副交感神経が働きすぎて、腸の動きが活発になりすぎることが原因。

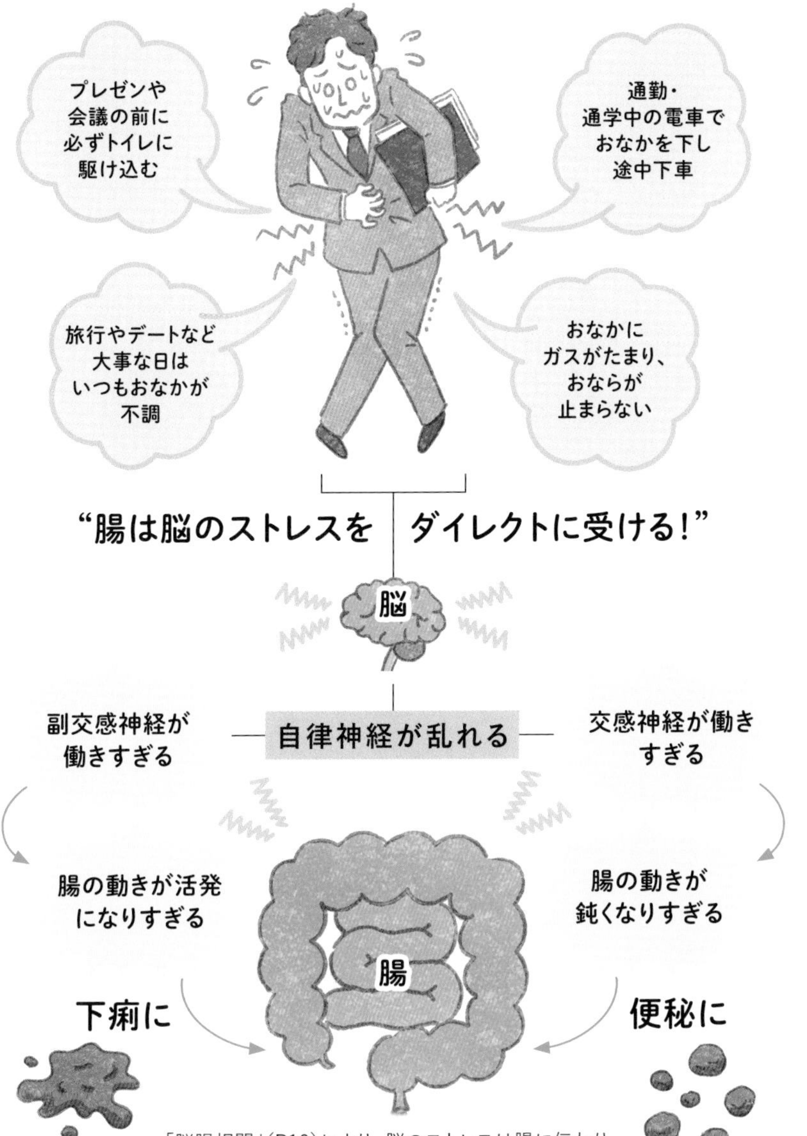

プレゼンや会議の前に必ずトイレに駆け込む
通勤・通学中の電車でおなかを下し途中下車
旅行やデートなど大事な日はいつもおなかが不調
おなかにガスがたまり、おならが止まらない
“腸は脳のストレスをダイレクトに受ける！”
脳
副交感神経が働きすぎる
自律神経が乱れる
交感神経が働きすぎる
腸の動きが活発になりすぎる
腸の動きが鈍くなりすぎる
腸
下痢に
便秘に

「脳腸相関」（P10）により、脳のストレスは腸に伝わり、腸の不調は脳へ伝わるという悪循環に陥ってしまう。

○原因不明のおなかの不調はSIBOかも!?

原因不明のおなかの不調の原因に、IBSが考えられると前述しましたが、実はその裏に、「SIBO《シーボ》（小腸内細菌増殖症）」という病気が隠れている可能性もあります。**SIBOは、小腸の中で細菌が爆発的に増殖する病気**です。腸内細菌の大多数は、本来大腸に生息しています。全体で約100兆〜1000兆個ともいわれる腸内細菌のうち、小腸には1万個程度しかいません。それが約10倍以上に異常増殖する病気がSIBOです。

SIBOは小腸の運動機能低下や、小腸から大腸に向かう入り口の「バウヒン弁（回盲弁《かいもうべん》）」がゆるむことで起こります。バウヒン弁がゆるむと、大腸から小腸へ細菌が逆流し、小腸内で細菌が大増殖してしまうのです。その増えすぎた腸内細菌が大腸の水素やメタン、硫化《りゅうか》水素《すいそ》といったガスを過剰に発生させるのですが、小腸はガスに耐えられるような構造をしていません。パンパンに小腸が膨張することで、腸粘膜が傷つき、細胞どうしのつながりが壊されてスカスカになる「リーキーガット症候群」というような症状を起こしたりします。

また、**SIBOにかかると、腸によいとされる発酵食品や食物繊維がむしろ症状を悪化させる**ということにも。こちらについては18ページから詳しく解説します。

《 SIBO（小腸内細菌増殖症）とは 》

腸によいものを食べているのに、便秘や下痢、おなかの張りなど
違和感が長引く場合は、SIBO が原因の可能性もあります。

SIBO ＝小腸内に腸内細菌が異常増殖する病気

SIBOの小腸

腸内細菌数
約10万個以上

原因
- 小腸の運動機能低下
- 大腸入り口のバウヒン弁がゆるむ

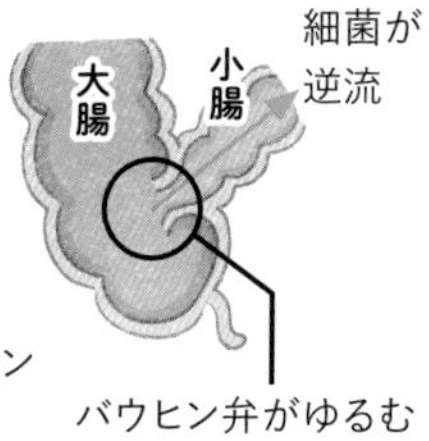

細菌が逆流
大腸
小腸
バウヒン弁がゆるむ

健康な小腸

腸内細菌
約1万個

約10倍に増殖！

小腸内の細菌が増えすぎると……

腸粘膜に傷がつき、さまざまなトラブルの原因に！

おなかだけでなく全身の不調の原因に！

SIBO は腸だけでなく、各臓器に悪影響を及ぼす。便秘や下痢などおなかの不調だけでなく、不眠やうつ、貧血など、体全体にトラブルをもたらすため、早めに対策を。

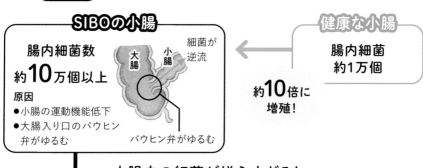

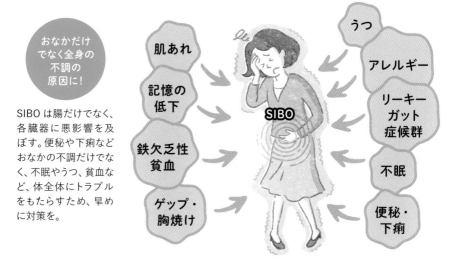

肌あれ
記憶の低下
鉄欠乏性貧血
ゲップ・胸焼け
SIBO
うつ
アレルギー
リーキーガット症候群
不眠
便秘・下痢

○腸によい食べ物で不調になることがある

善玉菌を増やし腸を健康にする四大食品を、ぜひここで覚えておきましょう。それは、**納豆やヨーグルトなどの「発酵食品」、ごぼうや海藻などの「水溶性食物繊維」、バナナや玉ねぎなどの「オリゴ糖」、青魚やアマニ油などの「EPA・DHA」**です。これらの整腸食をバランスよく食べることが大切です。健康な腸の条件は、腸内細菌の種類が豊富なこと。そのため一日に食べる食品の種類を増やすことも重要です。ヨーグルトだけで食事をすませることなどないように、食べる食品の数を増やして、腸内細菌のバリエーションを増やし、腸粘膜のバリア機能を高めていきましょう。

しかし、なかには**これらの整腸食をとって、かえっておなかの調子が悪くなるという人もいる**のです。**その原因はSIBO**（P16）。SIBOは小腸内で腸内細菌が異常増殖する病気なので、このSIBOの状態で、腸内細菌のエサとなる食品をとると、小腸内の腸内細菌はますます増殖。大量のガスが発生して不調を招きます。

健康な腸の場合、整腸食を食べることでおなかの調子はよくなりますが、**SIBOや過敏性腸症候群などの場合は、整腸食は避けるようにしましょう。**では、何を食べたらいいのか。20ページから紹介する食事法をぜひ試してみてください。

《 整腸食でおなかが不調になる人、ならない人 》

整腸食を食べたときのおなかの調子や、便の様子を確認してみましょう。
かえって調子が悪くなる人はSIBOが原因かもしれません。

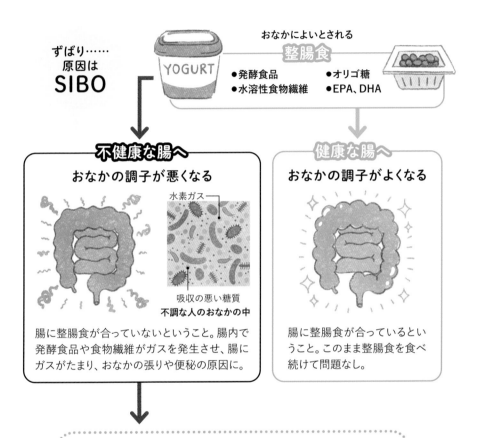

ずばり……
原因は
SIBO

おなかによいとされる
整腸食

- 発酵食品
- 水溶性食物繊維
- オリゴ糖
- EPA、DHA

不健康な腸へ

おなかの調子が悪くなる

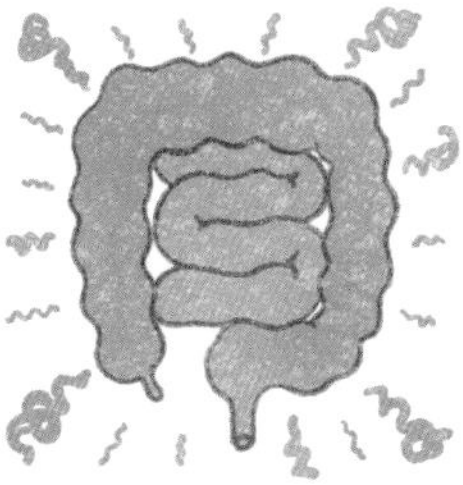

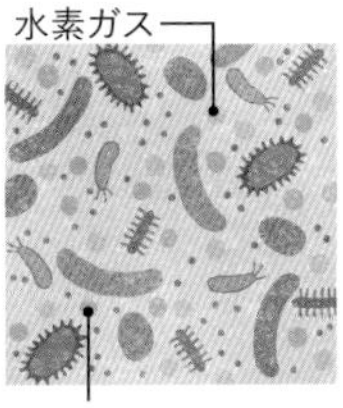

不調な人のおなかの中

腸に整腸食が合っていないということ。腸内で発酵食品や食物繊維がガスを発生させ、腸にガスがたまり、おなかの張りや便秘の原因に。

健康な腸へ

おなかの調子がよくなる

腸に整腸食が合っているということ。このまま整腸食を食べ続けて問題なし。

SIBOの人は整腸食を避けて！

整腸食でおなかの調子が改善しない場合は
「FODMAP《フォドマップ》」と呼ばれる糖質が原因の可能性大！

➡20ページをCheck!

○4つの発酵性糖質を避ける

整腸食を食べてもおなかの調子がよくならない……そんなSIBOや過敏性腸症候群が疑われる人は、どんな食事をすればいいのでしょうか。整腸食を避けるだけで不調がすべて解決するわけではありません。その**解決のカギとなるのが「FODMAP《フォドマップ》」という糖質**です。「FODMAP」は発酵性のある4種類の糖質の頭文字を組み合わせたもので、**「オリゴ糖」「二糖類」「単糖類」「ポリオール」**をさします。

FODMAPは、小腸内でほとんど吸収されません。吸収が非常に悪く、摂取すると小腸内に長時間とどまるため、小腸内の糖質濃度が上がります。すると私たちの体はその糖質濃度を下げようと、血管から小腸内へ大量の水分を引き込み、その結果、腸のぜん動運動が過剰になり、下痢や腹痛を引き起こすのです。

また、FODMAPは細菌のエサとなり発酵し、大量のガスを発生させるため、おなかの張りや便秘、おならの原因にもなります。**過敏性腸症候群やSIBOの人は、FODMAPはできるだけ避けましょう。**しかし、すべてのFODMAPを一生食べられないわけではありません。**自分の体質に合わないFODMAPを見極めることが重要で、**その方法を次にご紹介します。

《 不調の原因「FODMAP」とは 》

FODMAPとは発酵性のある4種類の糖質のことで、
小腸で吸収されにくいのが特徴。小麦類やヨーグルト、りんごなど
よく食べる食品が実は該当しているので要注意!

F 発酵性の糖質
Fermentable

- **O オリゴ糖** Oligosaccharides → 食品例
  - ●ガラクトオリゴ糖:レンズ豆などの豆類
  - ●フルクタン:小麦、玉ねぎなど
- **D 二糖類** Disaccharides → 食品例
  - ●乳糖(ラクトース):牛乳、ヨーグルトなど
- **M 単糖類** Monosaccharides → 食品例
  - ●果糖(フルクトース):果物、はちみつなど
- **A** And
- **P ポリオール (糖アルコール)** Polyols → 食品例
  - ●ソルビトール、マンニトール:マッシュルーム、甘味料(キシリトール)など

《「FODMAP」が腸内環境を悪化させる理由 》

何気なく食べていたFODMAPが、腸内でこんなトラブルを引き起こしています。

理由 1 小腸での吸収が非常に悪い

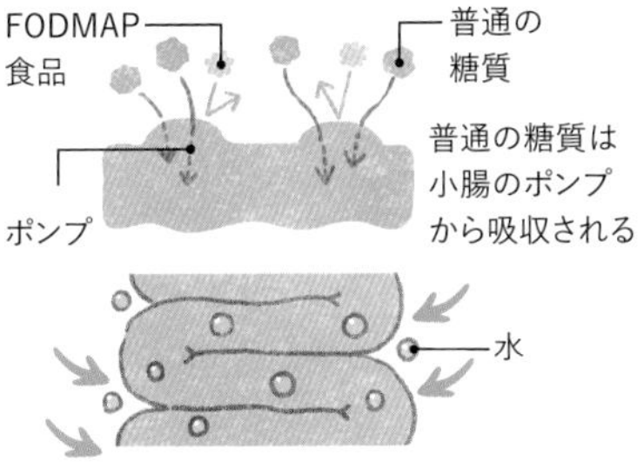

FODMAP食品
普通の糖質
普通の糖質は小腸のポンプから吸収される
ポンプ
水

FODMAPを摂取すると、小腸で吸収されにくいため、小腸内で糖質濃度が上昇してしまう。体は濃度を下げようと、大量の水分を血管から小腸に引き込み、下痢や腹痛を引き起こす。

理由 2 腸内で発酵してガスを発生させる

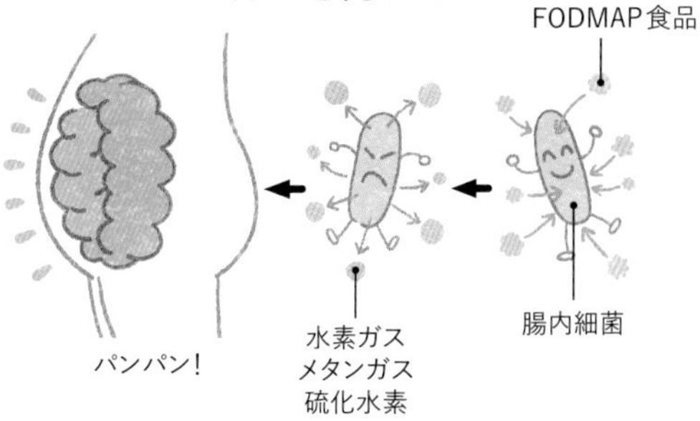

FODMAP食品
腸内細菌
水素ガス
メタンガス
硫化水素
パンパン!

FODMAPは腸内細菌のエサになり発酵し、腸内で水素ガスなどを発生させる。腸内にガスがたまり、おなかの張り、痛み、便秘を引き起こす。

○低FODMAP食事法で 小腸を快復させる

FODMAPをなるべく避けて、どんな糖質が自分の体質に合っているのかを見極め、おなかの不調を改善する食事法があります。それが「**低FODMAP食事法**」です。

低FODMAP食事法の進め方には3段階あります。**①3週間は高FODMAP食品を一切とらない。②5週間、毎週1種類ずつ高FODMAP食品を食べて、おなかの調子を確認する。③何を食べるとどんな症状が出るのかを記録し、好相性の食品を特定する。**この①→②→③を繰り返して、自分の体質に合う食品を探していきます。食べてみておなかの調子が悪くならなければ、その高FODMAP食品は食べても大丈夫。決してすべての高FODMAP食品が食べられないわけではないのです。**重要なのは、何をどのくらい食べたらおなかにどんな症状が出るのかを観察する「傾《けい》腸《ちょう》」**です。腸の声をしっかりと聞きましょう。また、低FODMAP食品でも過剰摂取はNGです。食べすぎや飲みすぎ、偏った食事はしないように。

低FODMAP食事法の「①3週間は高FODMAP食品を一切とらない」。これだけで、おなかの不調を抱えた人の75%が改善したという実証データも報告されています。まずはここから試してみましょう。

《 過敏性腸症候群やSIBOの人におすすめ「低FODMAP食事法」とは 》

最初は高FODMAP食品を一切食べないことから始めます。
その後、高FODMAP食品を食べながら腸の様子を見て、
最後に自分の腸に合う食品の種類と量を見極めましょう。

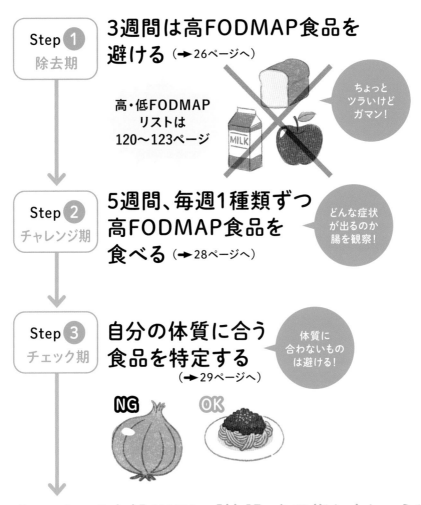

Step 1
除去期

3週間は高FODMAP食品を避ける （➡26ページへ）

高・低FODMAP
リストは
120～123ページ

ちょっと
ツラいけど
ガマン！

Step 2
チャレンジ期

5週間、毎週1種類ずつ高FODMAP食品を食べる （➡28ページへ）

どんな症状
が出るのか
腸を観察！

Step 3
チェック期

自分の体質に合う食品を特定する （➡29ページへ）

体質に
合わないもの
は避ける！

Step1～3を繰り返し、「快腸」を目指しましょう！

おなかの不調が劇的に改善！

低FODMAP食事法 体験談

低FODMAP食事法により“快腸”になった方にお話を伺いました。
使いやすい食材や、継続のポイントなどリアルな声をお届けします。

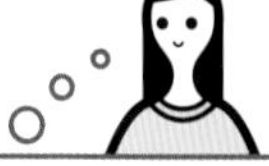

まゆさん（48歳）
過敏性腸症候群（交替型） 実施期間 2年半

Before

**おなかの不調による気持ち悪さで、家に帰れば寝込む生活……
通勤電車内では、トイレに間に合うのか不安に思う毎日でした。**

40代に入り便秘や下痢、おなかの張りに悩まされるように。病院でも異常なしと言われ……。急におなかを下したらどうしようと常に不安で、メンタルも不調に。

After

お役立ち低FODMAP食品
米粉
オートミール

**小麦粉を使ったパンや麺などをやめてから、寝込まなくなりました。
顔や背中にあった吹き出物もなくなり、きれいな肌に！**

食事法を始めて2～3か月でおなかの調子がよくなり、今は通勤中でもトイレに寄ることはありません。食べられない食材もありますが、工夫すれば食事も楽しめます。私は小麦粉の代わりに米粉を使ってパンやお好み焼き、ホワイトソースなどを作っています。まずは3か月程度続けてみることをおすすめします！

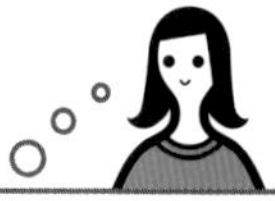

春田はなよさん（56歳）
過敏性腸症候群（便秘型） 実施期間 7か月

Before

**幼少期から便秘などおなかの不調に悩まされていました。
寝込む状態も続き、メンタルが不安定になった時期も……**

学校給食もパンで、よくパンを食べていたり、ケーキなどの小麦製品も好きでした。仕事も多忙で外食が多く、おなかも体調も不調で休職したことも。

After

お役立ち低FODMAP食品
鶏ハム
ゆで卵
ナッツ

**徐々におなかの調子がよくなり、気持ちも上向きに！
食べ過ぎ傾向も収まり、2か月で体重3kg減。**

もっと早くこの食事法に出合いたかった！ と感じるほど、体調がよくなってきています。疲れているときでも限られた食材で自炊するのは大変ですが、作りおきしておくと便利ですよ。冷蔵庫にはゆで卵を酢やしょうゆ漬けにしたものと、鶏ハムを常備しています。おやつにはすぐに食べられるナッツがお気に入りです。

2章

腸内環境をリセットする 低FODMAPレシピ

低FODMAP食事法を実践しましょう。
食材に制限はありますが、食べられるものも意外に多く、
ちょっとした工夫でいつもと同じような食事になります。
簡単で、アレンジもでき、
味のバリエーションも広がるレシピを紹介します。

＼ 8週間チャレンジ！ ／

低FODMAP食事法

低FODMAP食事法を始めましょう。
22～23ページで解説したように、
「除去期」「チャレンジ期」「チェック期」の3ステップで
8週間かけて行います。
本書では、高FODMAP食品を使わずに手軽に作れる
おいしい料理をたくさん紹介しています。
30～31ページに1週間の献立例を挙げたので、
ぜひ参考にしてください。

除去期 ▶ 3週間

まずは3週間、高FODMAP食品（120～123ページ参照）を一切とらないようにします。32ページから紹介する料理はすべて低FODMAPの食品だけで作られているので、おいしそうだなと思ったものから作ってみてください。食材に制限はありますが、エネルギーもしっかりとれる栄養価の高い料理ばかりです。

低FODMAP食では小麦が食べられないので、麺やパン、お菓子を食べたいという方のために、米粉の麺やパン、ケーキも紹介しています。子どもから大人まで、満足していただけます。

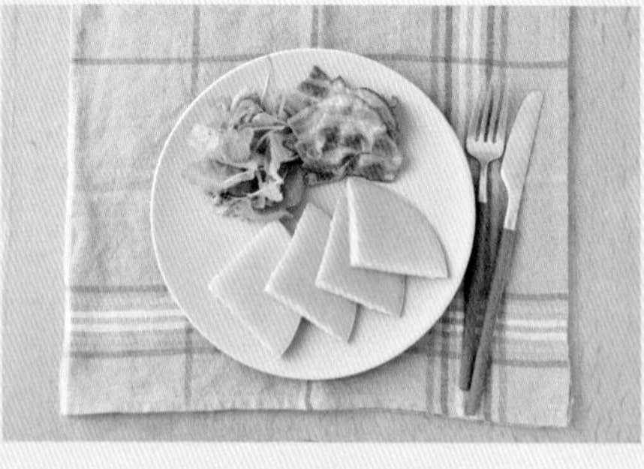

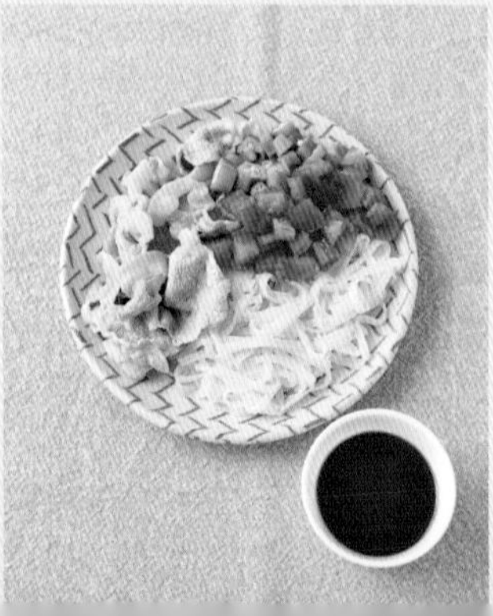

調理のポイント

フレーバーオイルを活用する

高FODMAP食品であるにんにくやねぎの糖質＝フルクタンは、水溶性なので油には溶けません。にんにくやねぎを油で熱したあとに本体を取り除いたものを料理に使うと、風味が増しておいしさがアップします。

ねぎ油の作り方

ねぎ1本分の青い部分のざく切り、白い部分の小口切り、にんにく1かけをつぶしたもの、植物油1カップをフライパンまたは鍋に入れ、低温でねぎに焼き色がつくまで熱し、こす。保存：常温で2週間

ガーリックオイルの作り方

にんにく2かけを薄切りにして、オリーブ油（またはごま油）1カップをフライパンまたは鍋に入れ、にんにくが色づく手前まで中火で加熱する。保存：常温で2週間

《アレンジ》ジェノベーゼソース

バジル30g、ガーリックオイル1/2カップ、松の実20g、粉チーズ大さじ2、塩小さじ1/4をなめらかになるまでフードプロセッサーにかける。保存：常温で2週間

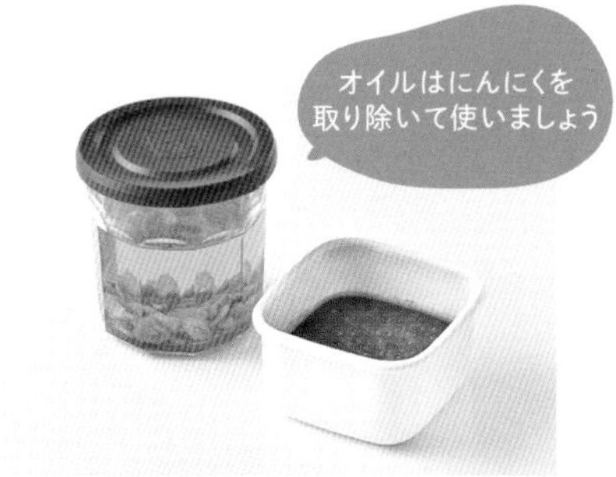
オイルはにんにくを
取り除いて使いましょう

煮干しだしを使う

だしは煮干しを使います。保存容器に水500㎖、頭と腹を取った煮干し10gを入れ、ひと晩おけば完成です。雑味の少ないすっきりとしただしになります。保存：冷蔵で2日（煮干しは入れたまま）

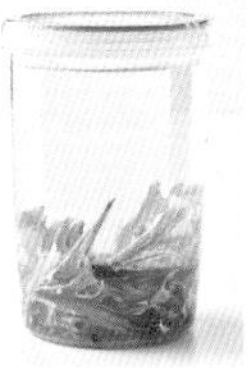

高FODMAP食品の調味料に注意

みりんやはちみつ、トマトケチャップなどの調味料は高FODMAP食品です。少量だからいいか、と油断せずに避けるようにしましょう。本書ではそれらの調味料は使わずに、砂糖などで代用しています。

低FODMAP食品であれば、アレンジOK

レシピで紹介している食材は、低FODMAP食品であれば別の食品にアレンジすることもできます。たとえば99ページの「もやし豚汁」の調味料は変えず、具を「キャベツ」にすればキャベツのみそ汁になります。120ページからの高低FODMAPリストを見ながら、食材を選んでください。

飲み物や小腹対策も工夫を

飲み物は水か緑茶がおすすめです。コーヒーや紅茶はカフェインが腸を刺激して症状が悪化することがあります。飲むなら無糖で一日1～2杯に。小腹を満たしたいときは低FODMAP食品の果物やチーズ、ナッツ（量を守る）を食べましょう。

チャレンジ期 ▶ 5週間

3週間絶っていた高FODMAP食品をとり、その糖質が自分に合うかどうかを試す期間です。発酵性の糖質に1週間に1種類ずつチャレンジし、自分に合わない糖質を探します。3週間除去していたのでおなかの症状が出やすく、合わない糖質がはっきりわかります。

全てのFODMAPをずっと食べないのではなく、必ずこのチャレンジテストを行うことが重要です。食べても不調の出ないFODMAPはできるだけ再開しましょう。腸内細菌の多様性を保つためです。

ルール

- 高FODMAP食品は1週間に1種類、1食品を食べる
- 夕食に高FODMAP食品をとり、朝・昼は低FODMAP食を続ける
- 多すぎず、少なすぎず、1回分の量を食べる
- 飲み物は水にする

基本的な流れ

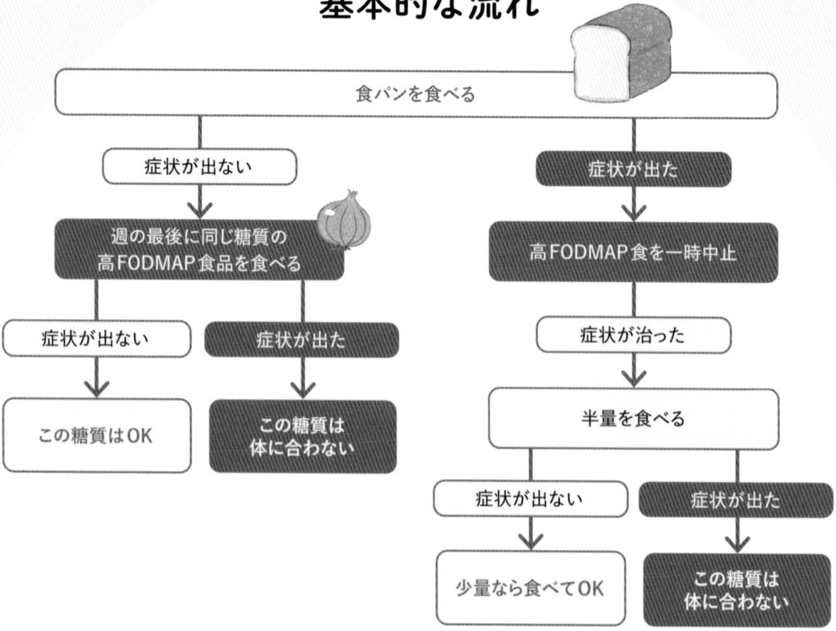
食パンを食べる
症状が出ない
週の最後に同じ糖質の
高FODMAP食品を食べる
症状が出ない
この糖質はOK
症状が出た
この糖質は
体に合わない
症状が出た
高FODMAP食を一時中止
症状が治った
半量を食べる
症状が出ない
少量なら食べてOK
症状が出た
この糖質は
体に合わない

5週間プログラム

〈 1週目 〉
フルクタン

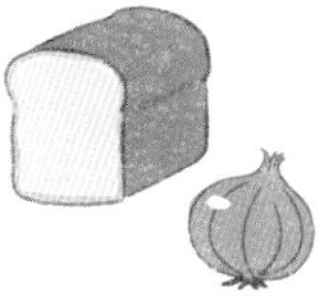

6日間食べ続ける食品　食パン（8枚切り1枚）またはにんにく（1片）

7日目に食べる食品　玉ねぎ（1/4個）

〈 2週目 〉
ガラクトオリゴ糖

6日間食べ続ける食品　レンズ豆またはひよこ豆またはいんげん豆（いずれも1/2カップ）

7日目に食べる食品　絹ごし豆腐

〈 3週目 〉
乳糖（ラクトース）

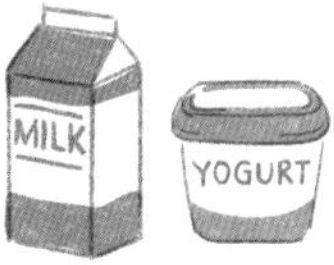

6日間食べ続ける食品　牛乳（1/2 ～1カップ）またはヨーグルト（170g）

7日目に食べる食品　プロセスチーズ

〈 4週目 〉
果糖（フルクトース）

6日間食べ続ける食品　はちみつ（小さじ1）またはマンゴー（1/2個）

7日目に食べる食品　アスパラガス

〈 5週目 〉
ソルビトール・マンニトール

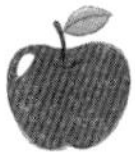

6日間食べ続ける食品　桃（1/4個）またはあんず（2個）またはきのこ類（1/2カップ）

7日目に食べる食品　りんご

チェック期

チャレンジ期と同時に行います。食べた糖質で、腹痛や下痢、おなかの張りなどがないか傾聴し、記録しましょう。合わない糖質類を特定し、体調管理に役立てます。合わなかった高FODMAP食品は、一生食べられないというわけではなく、加齢などにより食べても症状が出なくなることがあります。ときどき低FODMAP食事法のステップ1～3を実践し、試してみるといいでしょう。

1週間の献立例

32ページからの料理は、主菜になる「肉のおかず」「魚のおかず」、主菜と主食が一緒にとれる「ひと皿ごはん」、副菜になる「野菜のおかず」や「汁物」、小麦粉を使わずに作る「パン＆お菓子」のカテゴリーに分かれています。

ここでは、本書で紹介する料理を中心にした一日3食1週間分の献立例をご紹介。ぜひ参考にしてください。

※★は本書では紹介していない料理です。
※主食のごはんやデザートの果物の分量は特に決まりはありません。食べすぎないようにしましょう。

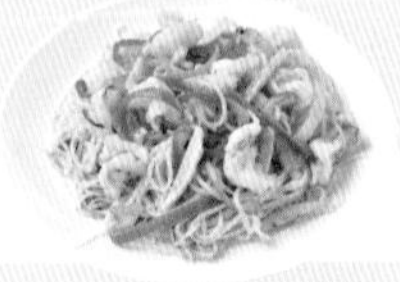

1日目

朝

- 卵かけごはん（卵1個）★
- ブロッコリーのからし和え（P96）
- オレンジ

昼

- ビーフンのえび塩焼きそば（P83）

夕

- のりつくね（P50）
- ラーパーツァイ（P89）
- ごはん

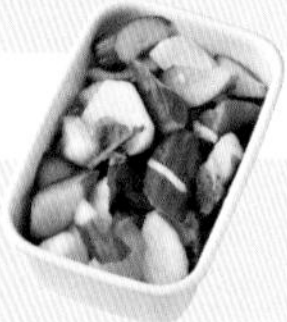

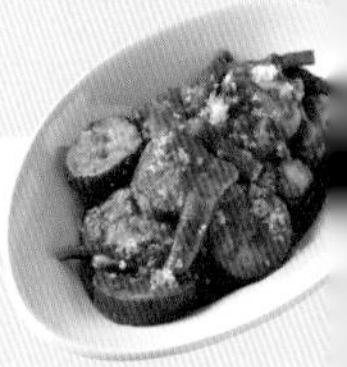

2日目

朝

- 温泉卵（市販、1個）
- きゅうり、かぶの浅漬け（P89）
- ごはん
- キウイ

昼

- 鮭の薬味寿司（P72）
- レンチン小松菜（P95）とわかめのみそ汁★

夕

- 鶏肉とズッキーニのトマト煮（P32）
- コールスロー（P89）
- ごはん

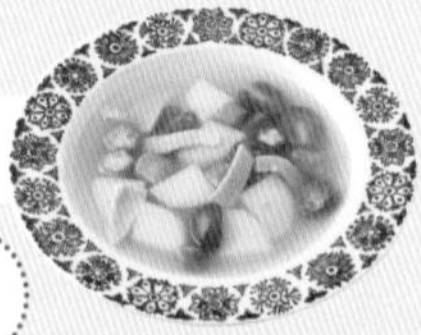

3日目

朝

- レンジ蒸しピーマン（P97）と目玉焼き★
- 米粉蒸しパン（P108）
- パイナップル

昼

- 牛肉のフォー（P80）

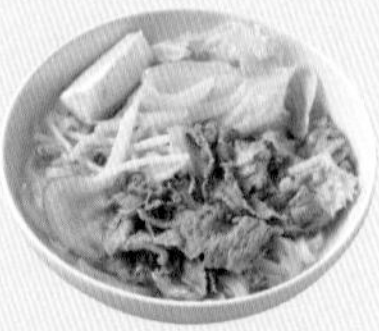

夕

- えびフライ（P58）
- じゃがいもとオクラとミニトマトのカレースープ（P100）
- ごはん

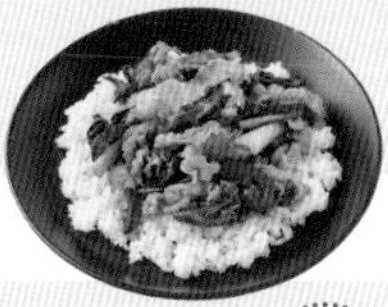

4日目

朝

- シーフードの
スパニッシュオムレツ
(P64)
- ミネストローネ(P98)
- 米粉とバナナの
お食事パン(P104)

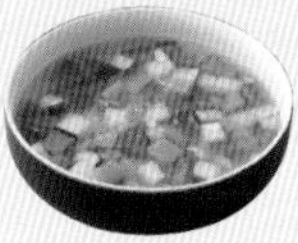

昼

- 豚肉と小松菜の炒め丼
(P82)

夕

- 和風カルパッチョ(P60)
- なすのナムル(P93)
またはけんちん汁(P101)
- ごはん

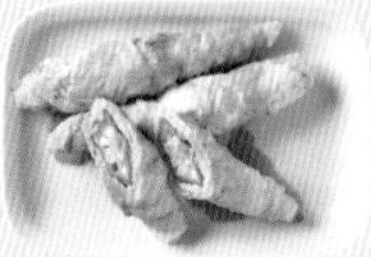

5日目

朝

- スクランブルエッグ
塩トマトソース(P91)
- 米粉とバナナの
お食事パン(P104)
- オレンジ

昼

- ツナとブロッコリーの
レンチンピラフ風
(P87)

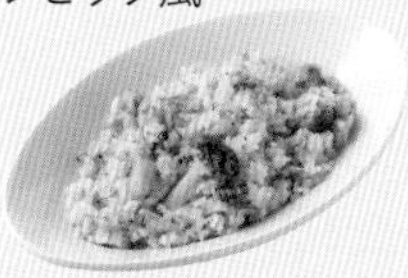

夕

- 豚肉のオクラ巻き(P40)
- キャベツとほたての
スープ(P102)
- ごはん

6日目

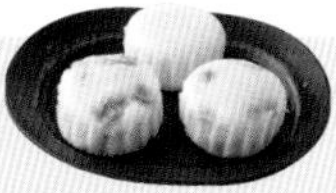

朝

- ベーコンエッグ
(ベーコン1枚、卵1個)★
- キャロットラペ(P92)
- 米粉蒸しパン(P108)

昼

- ドライカレー(P74)
- みかん

夕

- さわらのゆずこしょう
焼き(P56)
- なべしぎ(P88)
- ごはん

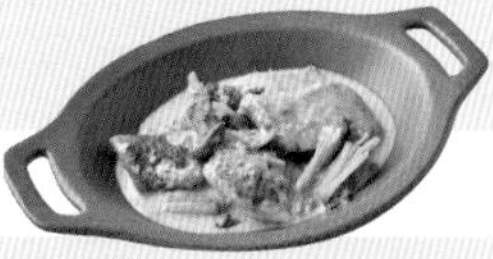

7日目

朝

- オートミールの
あさりリゾット(P86)
- キウイ

昼

- 豚肉のパッタイ(P78)

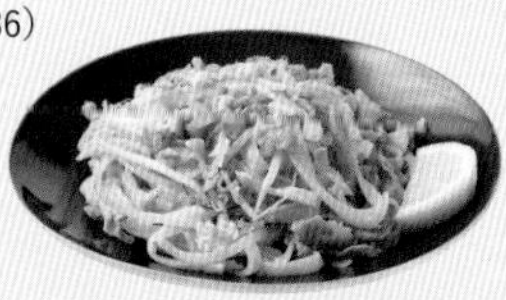

夕

- 鮭とほうれん草の
アーモンドミルク煮(P65)
- かぼちゃとハムの
サラダ(P94)
- ごはん

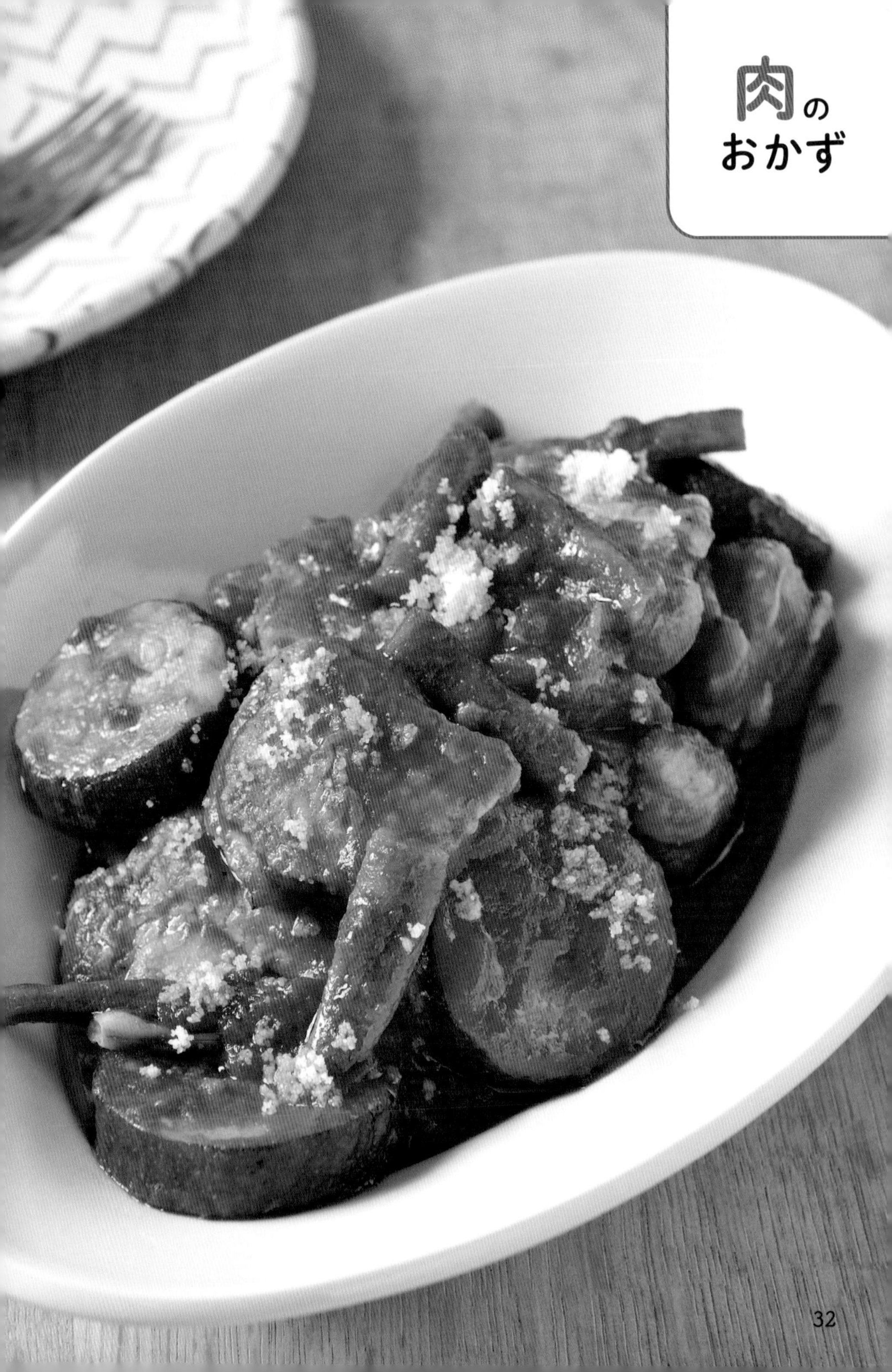

肉のおかず

おうちで手軽にイタリアン

鶏肉とズッキーニの
トマト煮

［材料 2人分］

鶏もも肉 …… 小1枚
塩、こしょう …… 各少々
ズッキーニ …… 1/2本
さやいんげん …… 6本
トマト水煮缶（ホール） …… 1/2缶（200g）
ガーリックオイル …… 大さじ1
材料と作り方は27ページを参照
粉チーズ　　適量

［作り方］

1 鶏肉は一口大に切り、塩、こしょうをふって5分ほどおいて味をなじませる。ズッキーニは1cmの輪切りにする。いんげんは3cmに切り、ラップで包み電子レンジで1分加熱する。トマトはつぶす。

2 フライパンにガーリックオイルを入れて中火にし、鶏肉の皮を下にして焼く。ひっくり返してさらに焼き、ズッキーニ、いんげんを加えてさっと炒める。

3 2にトマトを汁ごと加え、ふたをして4～5分煮る。塩、こしょうで味を調え、器に盛り、粉チーズをふる。

《1人分 328kcal》

ひとくちメモ　残ったトマト水煮は保存袋に入れて冷凍できます。

［材料 2人分］

鶏むね肉 …… 小 1 枚
塩 …… 小さじ 1/4
砂糖 …… 小さじ 1
酒 …… 大さじ 1
しょうが …… 薄切り 3 ～ 4 枚
もやし …… 100g
きゅうり …… 1/4 本
ピーナッツ …… 8 粒
A ポン酢しょうゆ …… 大さじ 1
A ねぎ油 …… 大さじ 1
　材料と作り方は 27 ページを参照
A ラー油 …… 少々

［作り方］

1 鶏肉に塩、砂糖をもみこんで耐熱皿に入れたら、酒をふり、しょうがをのせ、鶏肉のまわりにもやしを置く。ラップをして電子レンジで5分加熱する。鶏肉から出る蒸し汁を大さじ1残しておく。きゅうりは千切りにする。

2 たれを作る。ピーナッツを刻み、**A**と**1**で残した蒸し汁と混ぜ合わせる。

3 器に食べやすい大きさに切った蒸し鶏、もやし、きゅうりを盛り、たれをかける。

《 1 人分 294kcal 》

アレンジ
蒸し鶏はサラダにも！

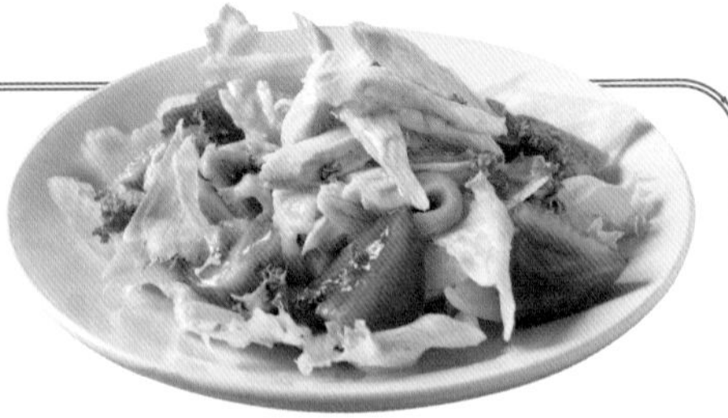

［材料 2人分］

蒸し鶏 …… 1 枚
（レンジよだれ鶏の作り方で、もやしを入れずにレンジ加熱したもの）
レタス …… 2 枚
トマト …… 1 個
フレンチドレッシング …… 大さじ 2 ～ 3

［作り方］

1 蒸し鶏は食べやすい大きさに割く。レタスはちぎり、トマトはざく切りにする。

2 器に盛り、フレンチドレッシングをかける。

《 1 人分 243kcal 》

電子レンジを使って簡単に、しっとりおいしく

レンジよだれ鶏

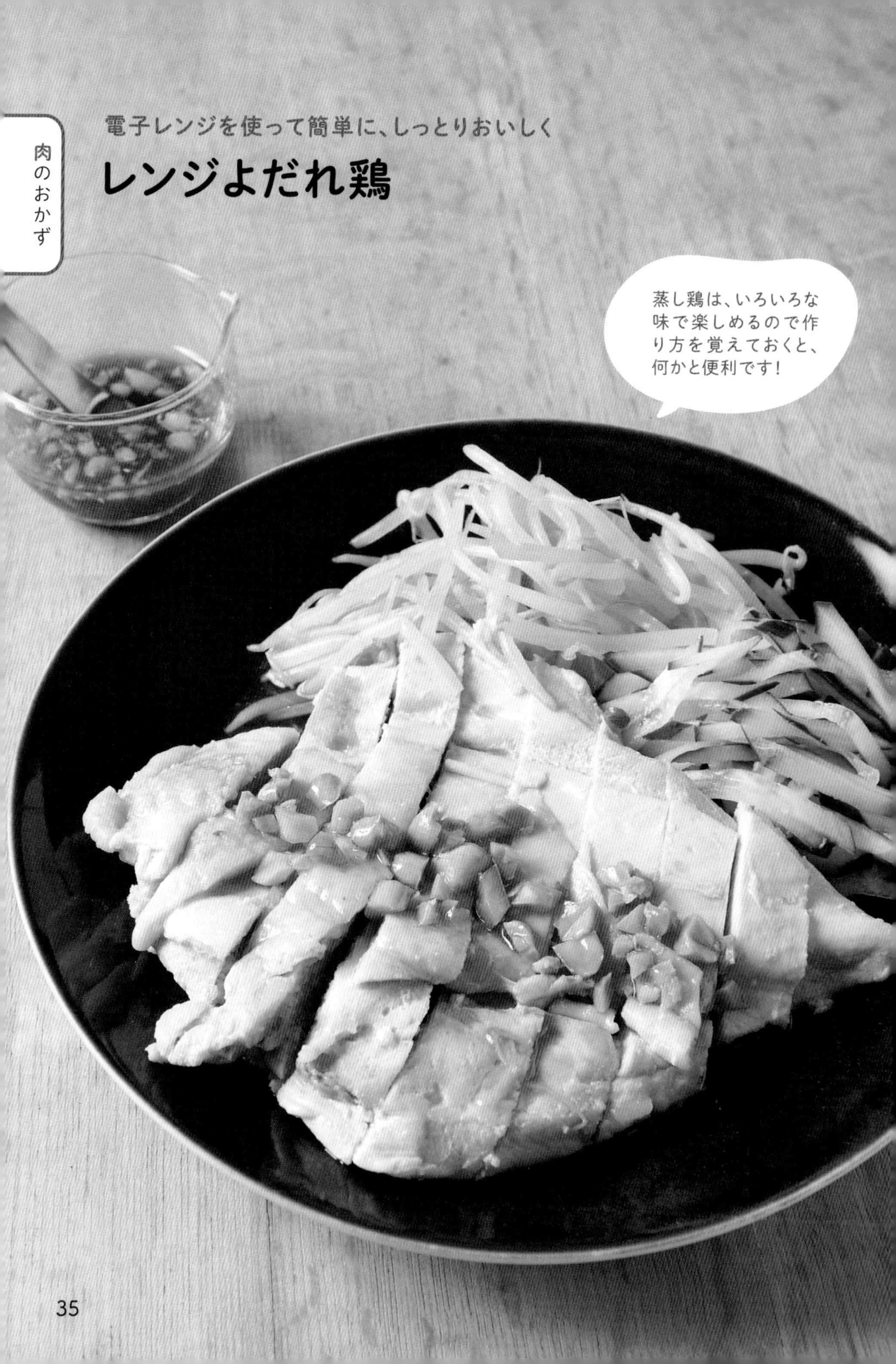

蒸し鶏は、いろいろな
味で楽しめるので作
り方を覚えておくと、
何かと便利です！

［材料 2人分］

豚肩ロース肉

（ソテー用の厚さ1cmくらいのもの）…… 200g

塩、粗びきこしょう …… 各少々

キャベツ …… 1/8個

ガーリックオイル …… 大さじ1

材料と作り方は27ページを参照

白ワイン（甘くないもの）…… 1/4カップ

水 …… 1カップ

塩 …… 小さじ1/3

ローリエ …… 1枚

粒マスタード …… 適量

［作り方］

1 豚肉は大きめに切り、塩、粗びきこしょうをふって2分ほどおいて味をなじませる。キャベツはくし形に切る。

2 フライパンにガーリックオイルを入れて中火にし、豚肉を入れて両面を焼き色がつくまで焼く。フライパンのあいているところでキャベツを2分ほど焼く。

3 2に白ワイン、水を加え、煮立ったら塩を加え、アルコール分を飛ばす。ローリエを加え、ふたをして弱火で10分ほど煮る。器に盛り、粒マスタードを添える。

《1人分 317kcal》

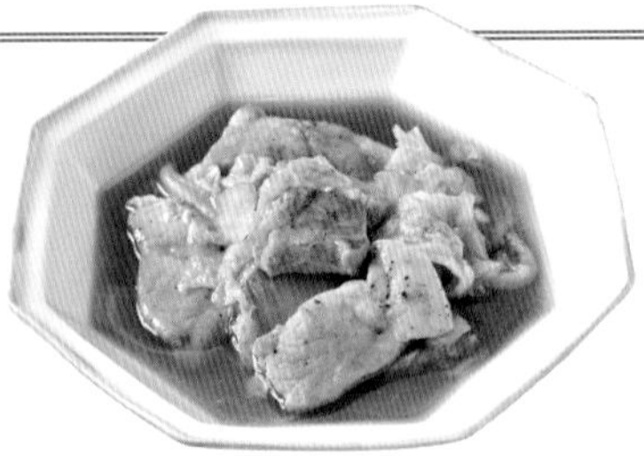

アレンジ

中華風にも！

［材料 2人分］

豚肩ロース肉

（ソテー用の厚さ1cmくらいのもの）…… 200g

白菜 …… 200g

塩、こしょう …… 各少々

ごま油 …… 大さじ1

酒 …… 1/4カップ

水 …… 1カップ

しょうゆ …… 大さじ1/2 〜小さじ2

水溶き片栗粉 …… 大さじ1

［作り方］

1 豚肉は大きめに切り、塩、こしょうをふって5分ほどおいて味をなじませる。白菜はざく切りにする。

2 フライパンにごま油を入れて中火で熱し、豚肉の両面を焼き色がつくまで焼き、フライパンのあいているところで白菜を2分ほど焼く。

3 2に酒、水を加え、煮立ったらアルコール分を飛ばし、しょうゆを加え、ふたをして弱火で10分ほど煮る。水溶き片栗粉でとろみをつける。

《1人分 315kcal》

ささっと作れるビストロメニュー

豚肉とキャベツのワイン蒸し

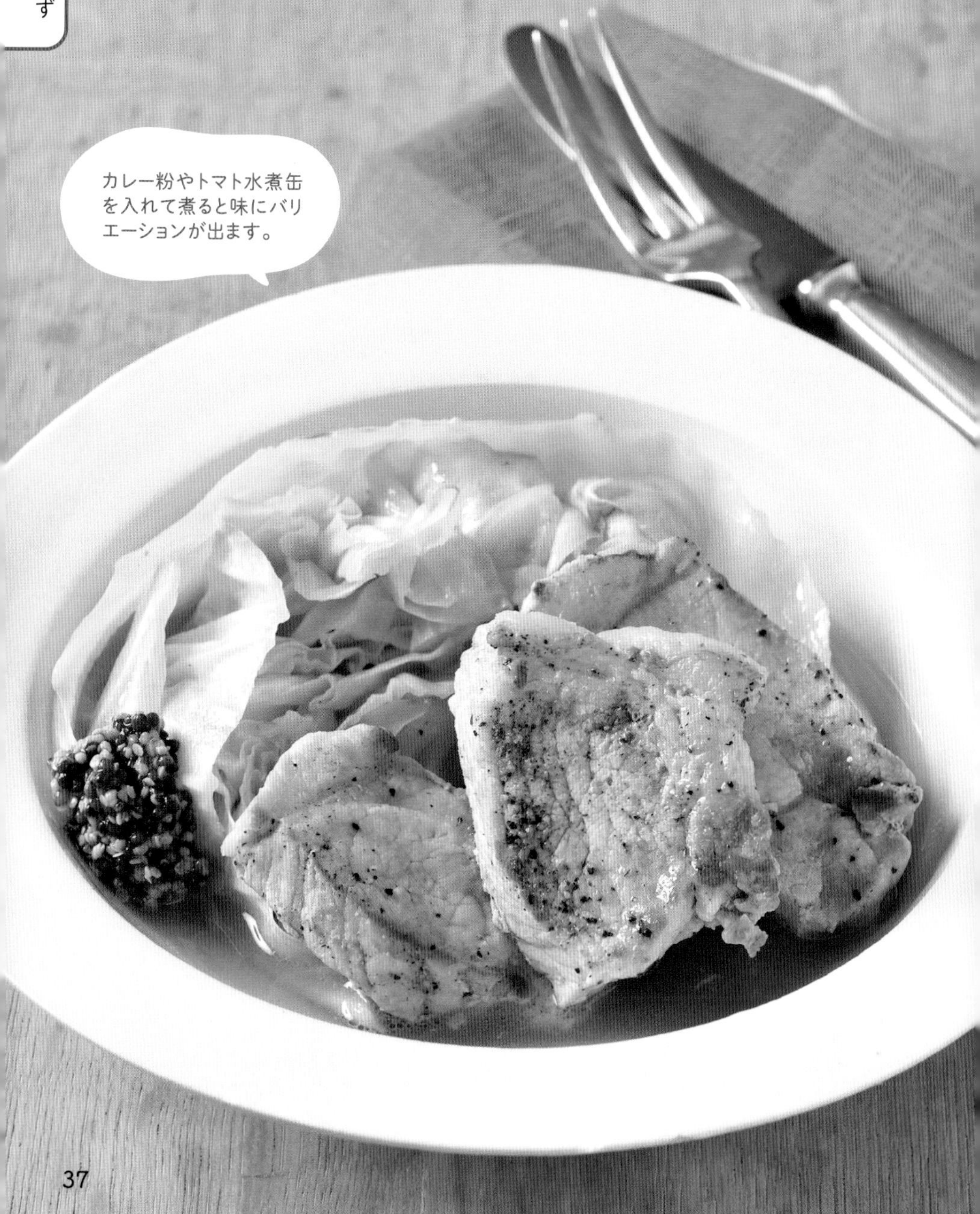

カレー粉やトマト水煮缶を入れて煮ると味にバリエーションが出ます。

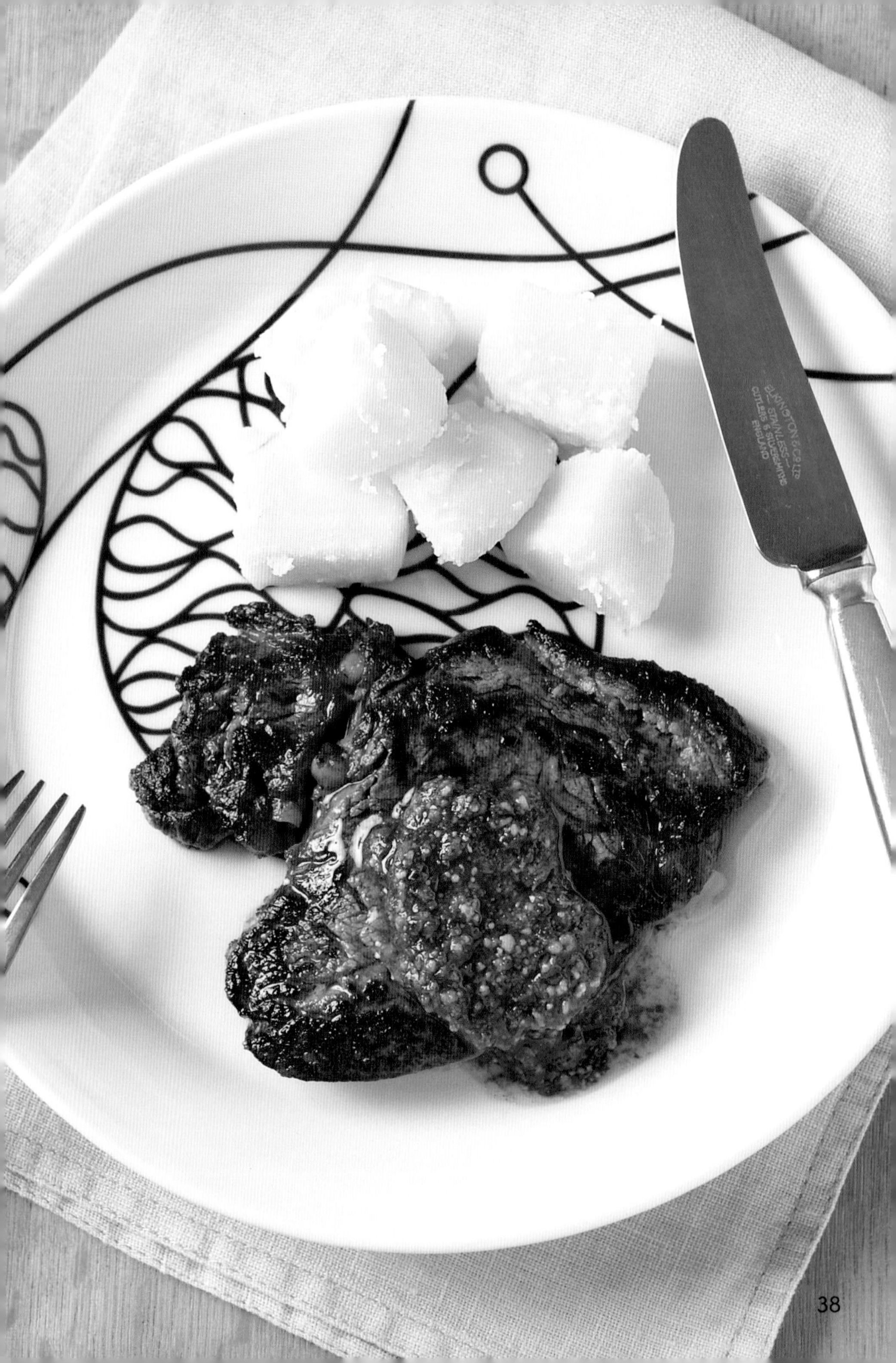
ELKINGTON & Co LTD
STAINLESS
CUTLERS & SILVERSMITHS
ENGLAND

ハーブの効いたソースで、ごはんにもパンにも

牛ステーキの
ジェノベーゼソース

［材料 2人分］

牛赤身ステーキ肉 …… 300g
塩、こしょう …… 各少々
オリーブ油 …… 大さじ1
じゃがいも …… 1個
ジェノベーゼソース …… 大さじ1強
　材料と作り方は27ページを参照

［作り方］

1 牛肉は室温で10分ほどおく。塩、こしょうをふり5分ほどおいて味をなじませる。

2 フライパンにオリーブ油を入れて強火で熱し、牛肉を入れて、好みの焼き加減になるまで焼く。

3 付け合わせの粉ふきいもを作る。じゃがいもは一口大に切る。鍋にじゃがいも、水（分量外）、塩（水に対して1%）を入れてゆで、やわらかくなったらざるに上げて湯を切る。鍋に戻して中火にかけ、いもを転がしながら水気を飛ばして粉ふき状にする。

4 器に牛肉と粉ふきいもを盛り、ジェノベーゼソースをかける。

《1人分 289kcal》

ひとくちメモ

ジェノベーゼソースは牛肉だけではなく、豚肉や鶏肉のソテーにも合います。

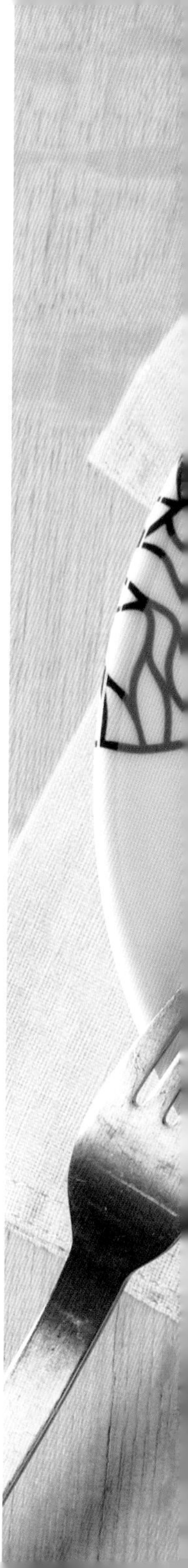

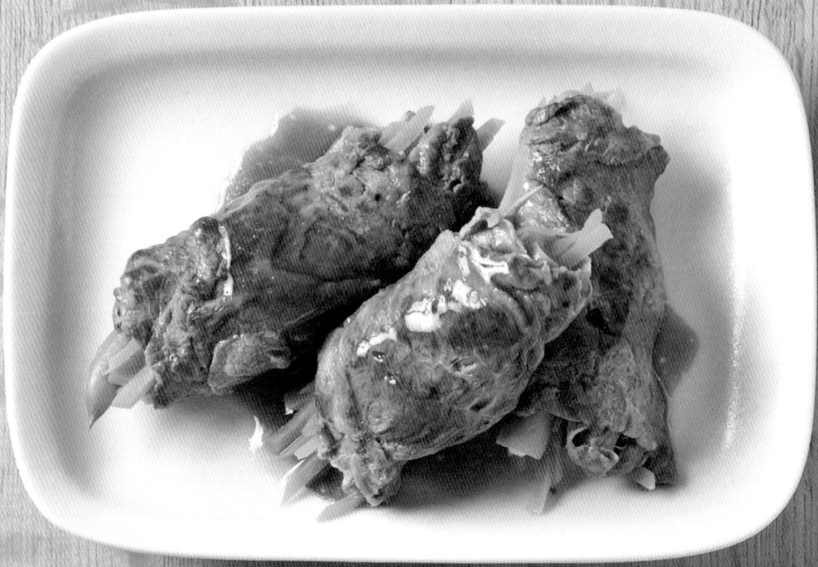

牛肉の野菜巻き

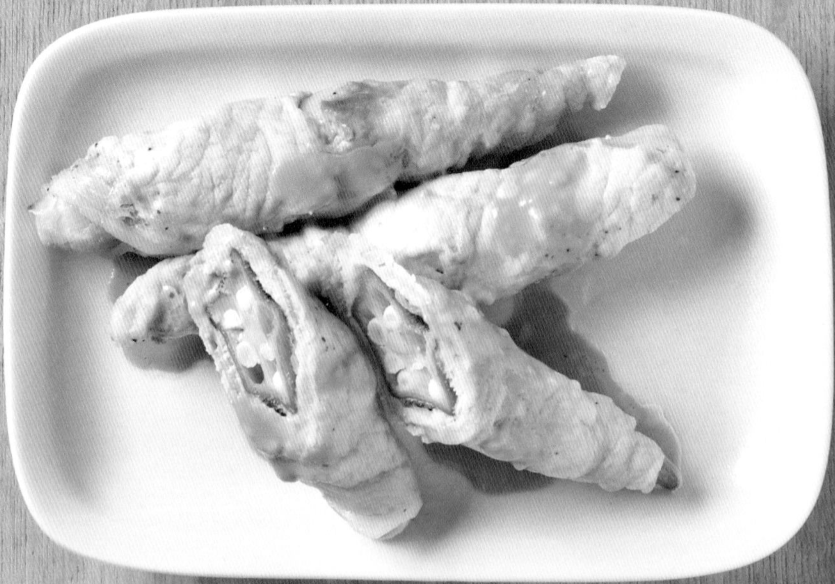

豚肉のオクラ巻き

好きな野菜を肉で巻いて焼くだけ

肉の野菜巻き2種

牛肉の野菜巻き

［材料　2人分］

牛赤身薄切り肉 ····· 150g（6 枚）
塩、こしょう ····· 各少々
にんじん ····· 5cm
さやいんげん ····· 6 本
酒 ····· 大さじ 1
マヨネーズ ····· 大さじ 1
しょうゆ ····· 小さじ 1

［作り方］

1 牛肉に塩、こしょうをふる。にんじんは千切りに、いんげんは3等分に切る。

2 にんじんといんげんを6等分にし、牛肉で巻く。全部巻き終わったら、巻き終わりを下にして耐熱皿に並べ入れる。酒をふってラップはしないで電子レンジで3分30秒加熱する。

3 マヨネーズ、しょうゆを混ぜ合わせてソースを作る。器に盛った**2**にかける。

《 1人分 203kcal 》

豚肉のオクラ巻き

［材料　2人分］

豚しゃぶしゃぶ用肉 ····· 150g（6 枚）
塩、こしょう ····· 各少々
オクラ ····· 大 6 本（90g）
酒 ····· 大さじ 1
オイスターソース ····· 小さじ 2
お好みで粉山椒 ····· 少々

［作り方］

1 豚肉に塩、こしょうをふる。破裂を防ぐため縦に1本切れ目を入れる。

2 オクラ1本に豚肉1枚を巻きつける。全部巻き終わったら、巻き終わりを下にして耐熱皿に並べ入れる。酒をふってラップはしないで電子レンジで3分30秒加熱する。

3 **2**の蒸し汁大さじ1とオイスタソースを混ぜ合わせてたれを作る。**2**を切って器に盛り、たれをかける。お好みで粉山椒をふる。

《 1人分 205kcal 》

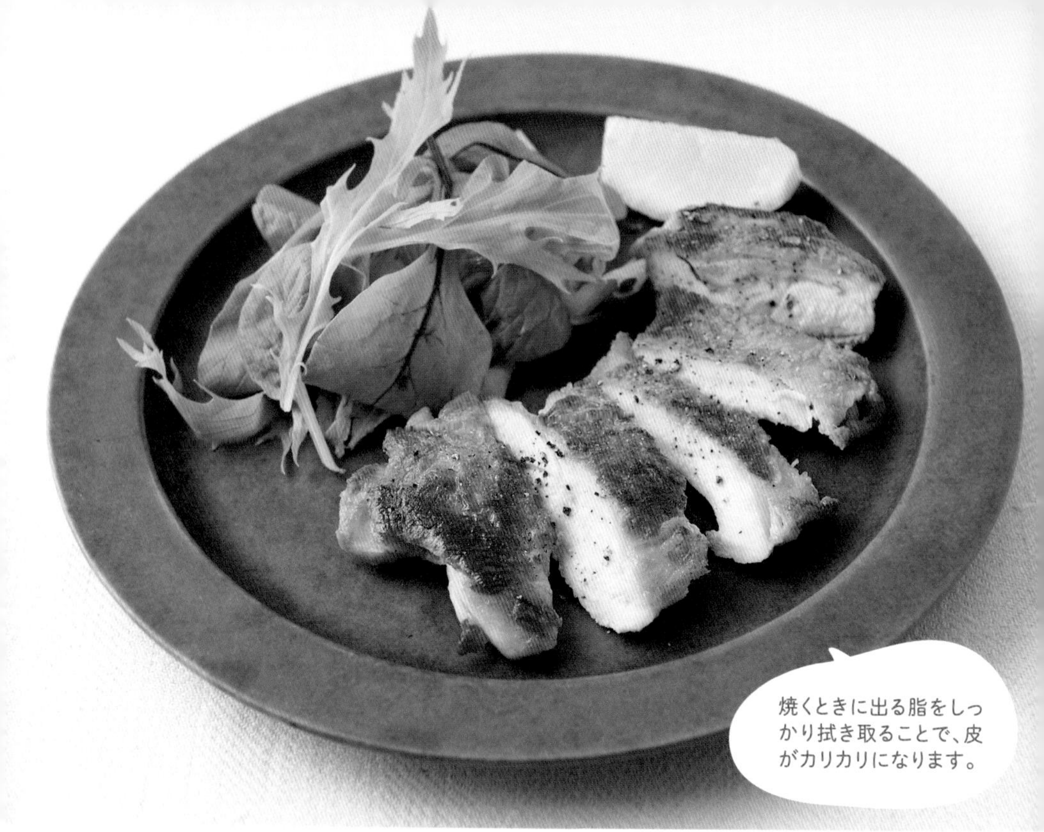
焼くときに出る脂をしっかり拭き取ることで、皮がカリカリになります。

皮はカリッ！ 中はふっくらジューシー

カリカリチキンソテー

［材料 2人分］

鶏もも肉 …… 小１枚
塩 …… 少々
粗びきこしょう …… 少々
オリーブ油 …… 小さじ２
ベビーリーフ …… 20g
カットレモン …… ２切れ

［作り方］

1 鶏肉に塩をふって5分ほどおいて味をなじませる。

2 フライパンにオリーブ油を入れ、鶏肉の皮を下にして入れ、ひと回り小さいフライパンのふたなどでしっかり押さえつけて中火で焼く。鶏肉から脂が出るたびに拭き取り、全体が白っぽくなり、皮がカリッとしたらひっくり返してさっと焼く。

3 器に盛り、粗びきこしょうをふり、ベビーリーフとカットレモンを添える。

《１人分 276kcal》

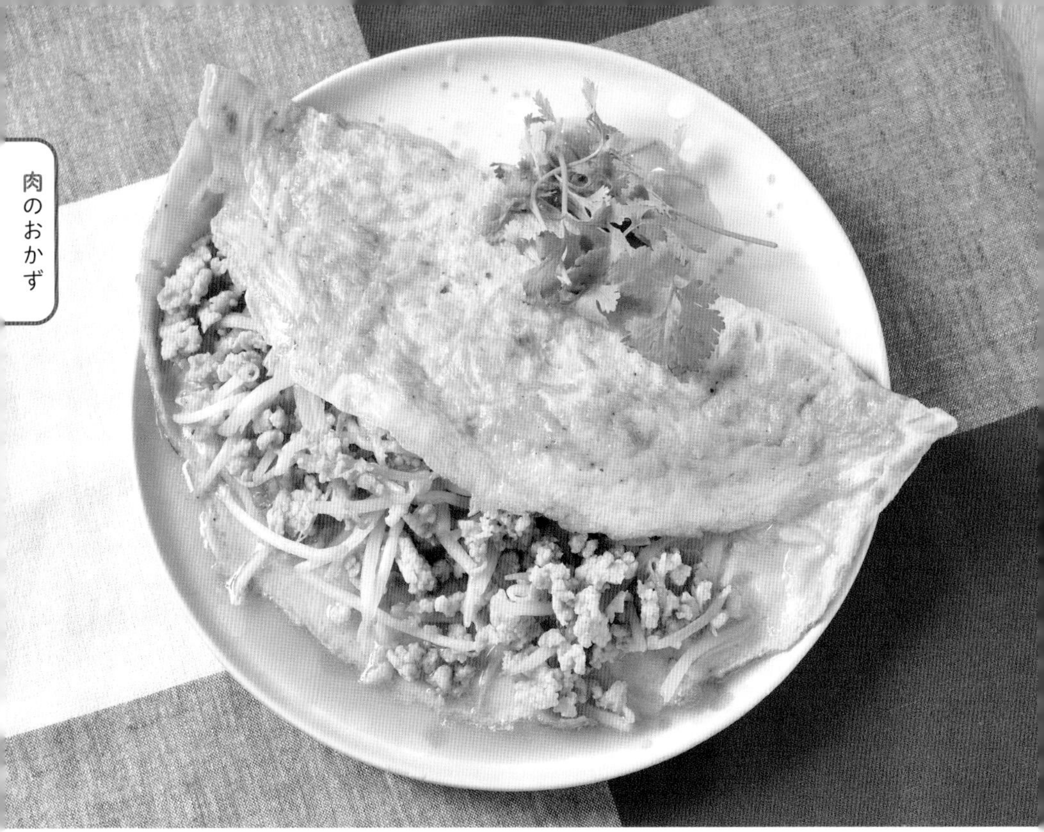

定番のオムレツがエスニックに変身

鶏ひき肉ともやしのタイ風オムレツ

［材料 2人分］

鶏ひき肉 …… 100g
もやし …… 1/2 袋
A
- 砂糖 …… 小さじ 1
- ナンプラー …… 小さじ 2

卵 …… 4 個
B
- 片栗粉、水 …… 各大さじ 1
- 塩、こしょう …… 各少々

植物油 …… 大さじ 2
パクチー …… 少々

［作り方］

1 フライパンに植物油大さじ1を入れて中火で熱し、鶏ひき肉を炒める。ポロポロになったらもやしを加えて炒め、Aで味を調え、器に取り出しておく。

2 ボウルに卵を割りほぐし、Bを入れて混ぜ合わせる。1と同じフライパンに油大さじ1を入れて中火で熱し、卵を流し入れ、半熟に焼く。奥側に1をのせ、フライ返しで卵の手前を奥側にかぶせるようにして半分に折りたたみ、形を整える。器に盛り、パクチーを添える。

《 1 人分 366kcal 》

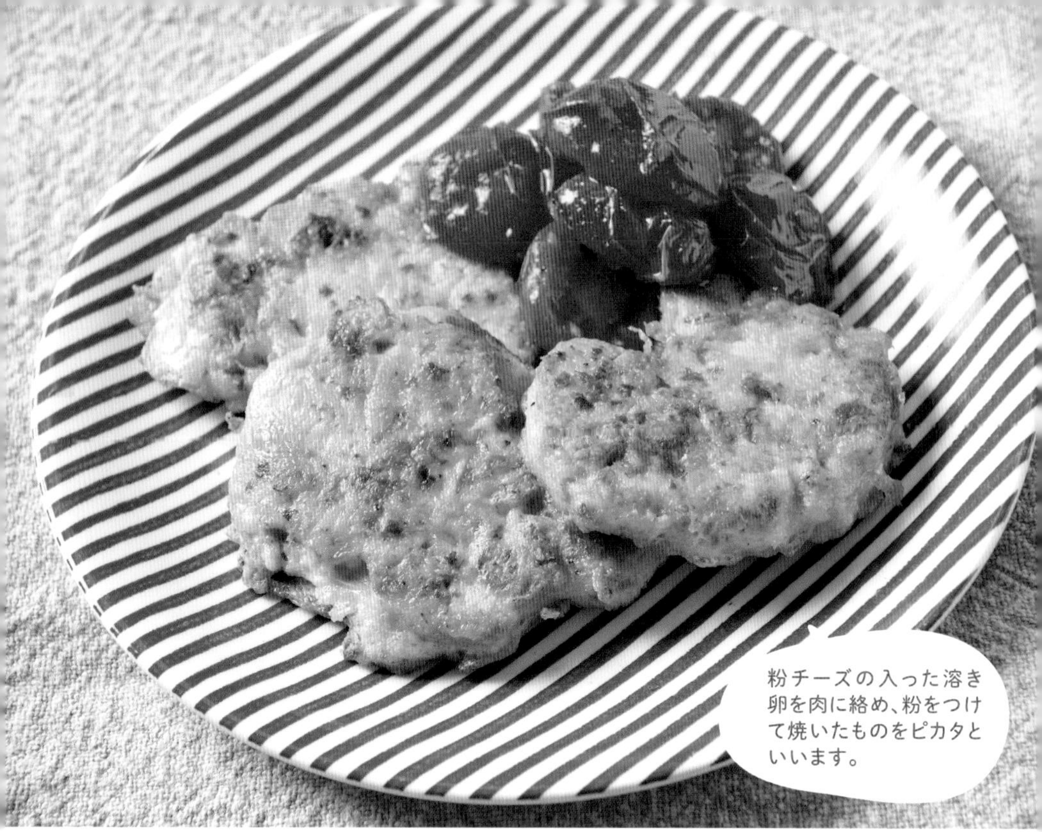
粉チーズの入った溶き卵を肉に絡め、粉をつけて焼いたものをピカタといいます。

厚めの豚肉でボリューム満点

豚肉のピカタ

［材料 2人分］

豚ヒレ肉 …… 150g
塩、こしょう …… 各少々
コーンスターチ …… 適量
オリーブ油 …… 大さじ1
A ［溶き卵 …… 1個
粉チーズ、
パセリのみじん切り
…… 各大さじ1］
ガーリックオイル …… 大さじ1
材料と作り方は27ページを参照
ミニトマト …… 6個
塩 …… 少々

［作り方］

1 豚肉は一口大に切り、ラップをかぶせてめん棒などで叩き延ばし、塩、こしょうをふり、5分おいたらコーンスターチをなじませる。

2 ボウルで混ぜ合わせたAを豚肉に絡める。フライパンでオリーブ油を中火で熱し、豚肉を入れ肉の厚みの半分以上、色が変わったら、ひっくり返して2分ほど焼き、器に盛る。

3 同じフライパンにガーリックオイルを入れ半分に切ったミニトマトを加え、中火でつぶすように炒め、塩で味を調え2に添える。

《1人分 266kcal》

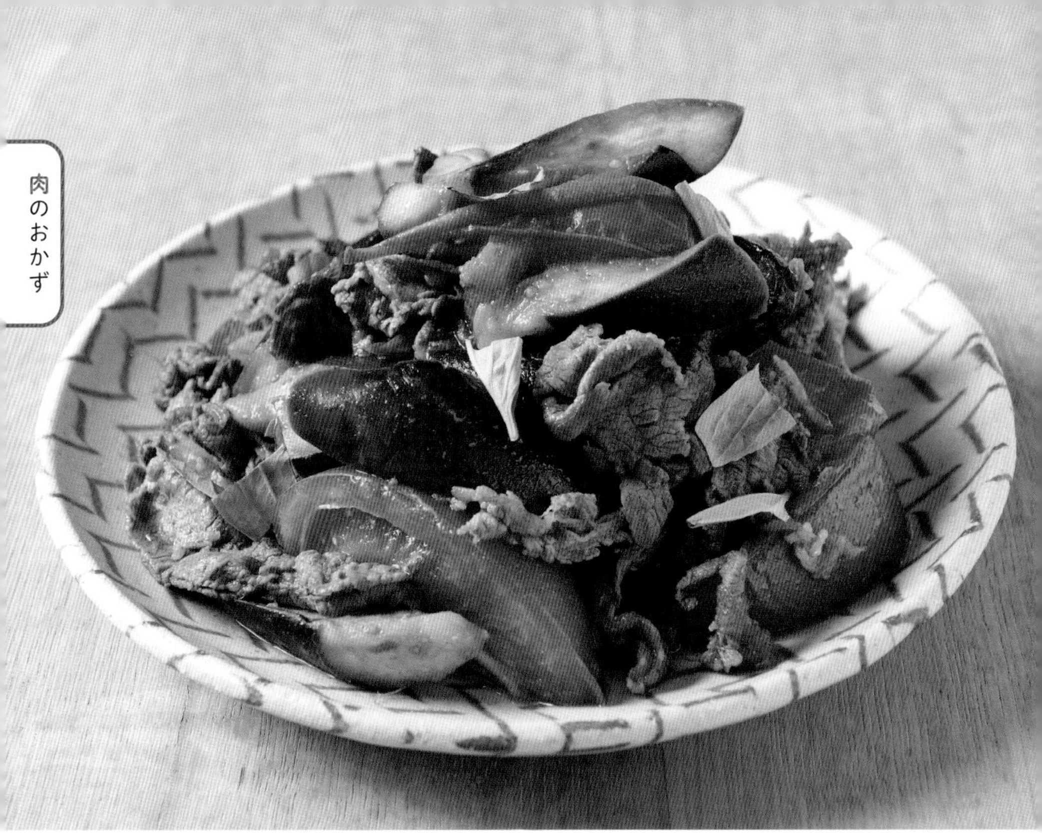

しょうがの風味がアクセント

牛肉となす、トマトのエスニック炒め

[材料 2人分]

牛赤身薄切り肉 ….. 150g
なす ….. 2 個
しょうが ….. 1 かけ
トマト ….. 1 個
ごま油 ….. 大さじ 1
ナンプラー ….. 大さじ 1
塩、こしょう ….. 各少々
お好みでバジル ….. 2 ～ 3 枚

[作り方]

1 牛肉は食べやすい大きさに切る。なすは乱切りに、しょうがは千切りに、トマトはくし形に切る。

2 フライパンにごま油を入れて中火で熱し、しょうが、牛肉を入れ、色が変わるまで炒める。なすを加え、油がなじんだらトマト、ナンプラーを加え、1 ～ 2分ほど炒め合わせ、塩、こしょうで味を調える。

3 器に盛り、お好みでちぎったバジルを添える。

《 1 人分 243kcal 》

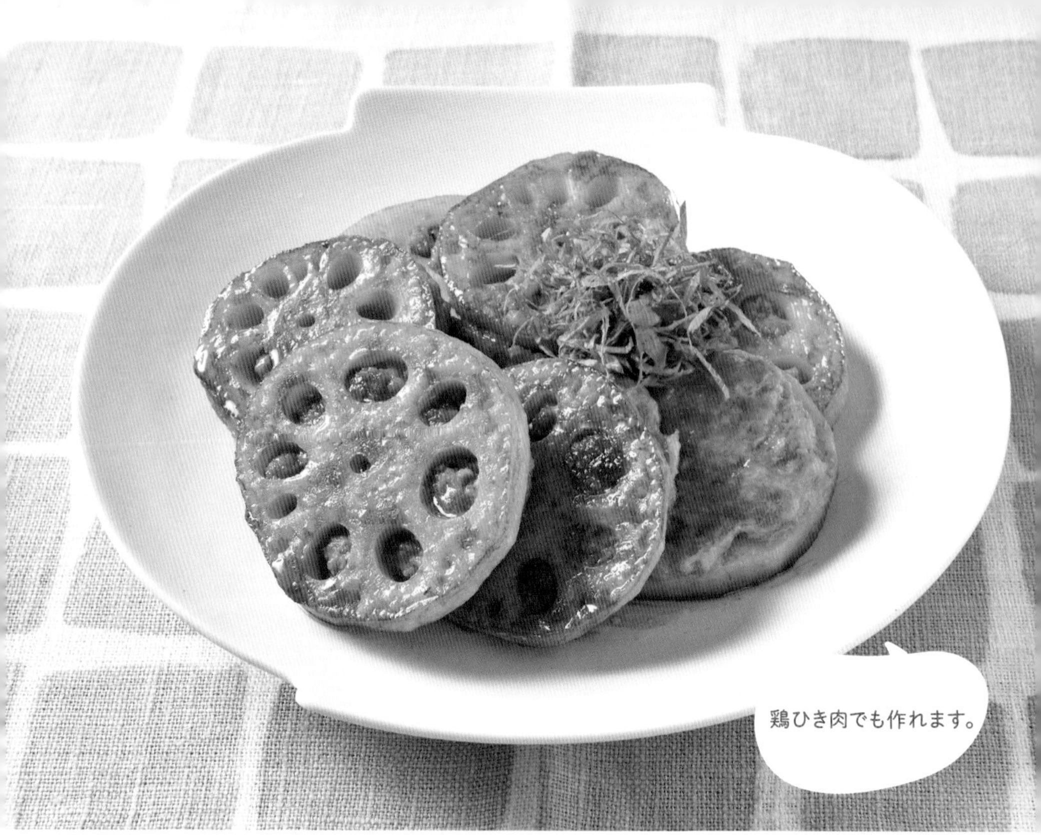

れんこんのシャキシャキ食感が楽しめる

れんこんの肉詰め焼き

［材料 2人分］

れんこん …… 200g

A
- 豚ひき肉 …… 150g
- 片栗粉 …… 小さじ2
- しょうが汁 …… 小さじ1
- 塩 …… 少々

植物油 …… 大さじ1

B
- 砂糖 …… 小さじ1
- 酒、しょうゆ …… 各大さじ1/2

しそ …… 2枚

［作り方］

1 れんこんは8等分の輪切りにする。ボウルにAを入れ、粘りが出るまでよく混ぜ合わせ、れんこんの片面にしっかりと押しつける。

2 フライパンに植物油を入れて中火で熱し、肉の面を下にして焼く。肉の色が変わったら、ひっくり返し、ふたをして弱火で4分ほど蒸し焼きにする。れんこんに火が通ったら、合わせたBを加えて全体に絡め、器に盛り、千切りにしたしそを添える。

《 1人分 296kcal 》

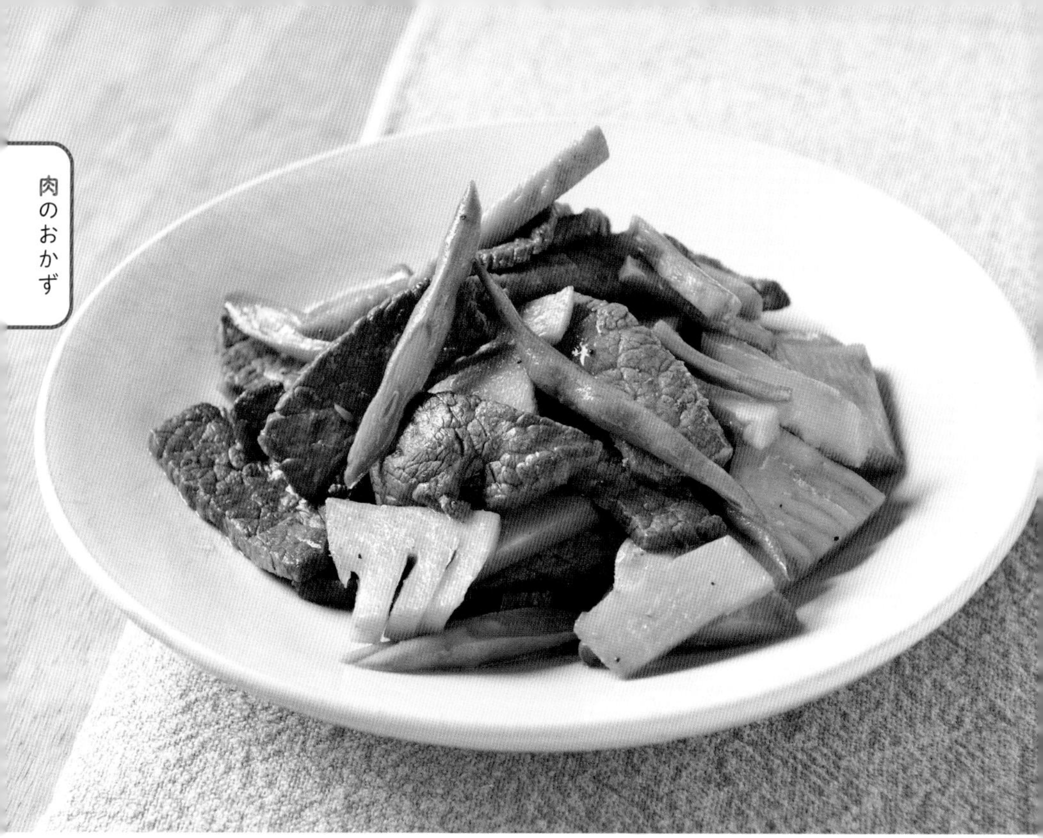

バターとしょうゆの香りが食欲をそそる

牛肉とたけのこのバターしょうゆ炒め

[材料 2人分]

牛赤身薄切り肉 ····· 150g
塩、こしょう ····· 各適量
たけのこ（水煮）····· 100g
さやいんげん ····· 4本
バター ····· 15g
しょうゆ ····· 小さじ2

[作り方]

1 牛肉は幅2㎝に切り、塩、こしょうをふる。たけのこは、穂先は薄切り、下の方は短冊状に切る。いんげんは4㎝に斜め切りし、ラップで包み電子レンジで30秒加熱する。

2 フライパンにバターを入れて中火で熱し、牛肉を炒め、肉の色が変わったらたけのこ、いんげんを加え、1分ほど炒める。しょうゆ、塩、こしょうを加えて味を調える。

《 1人分 223kcal 》

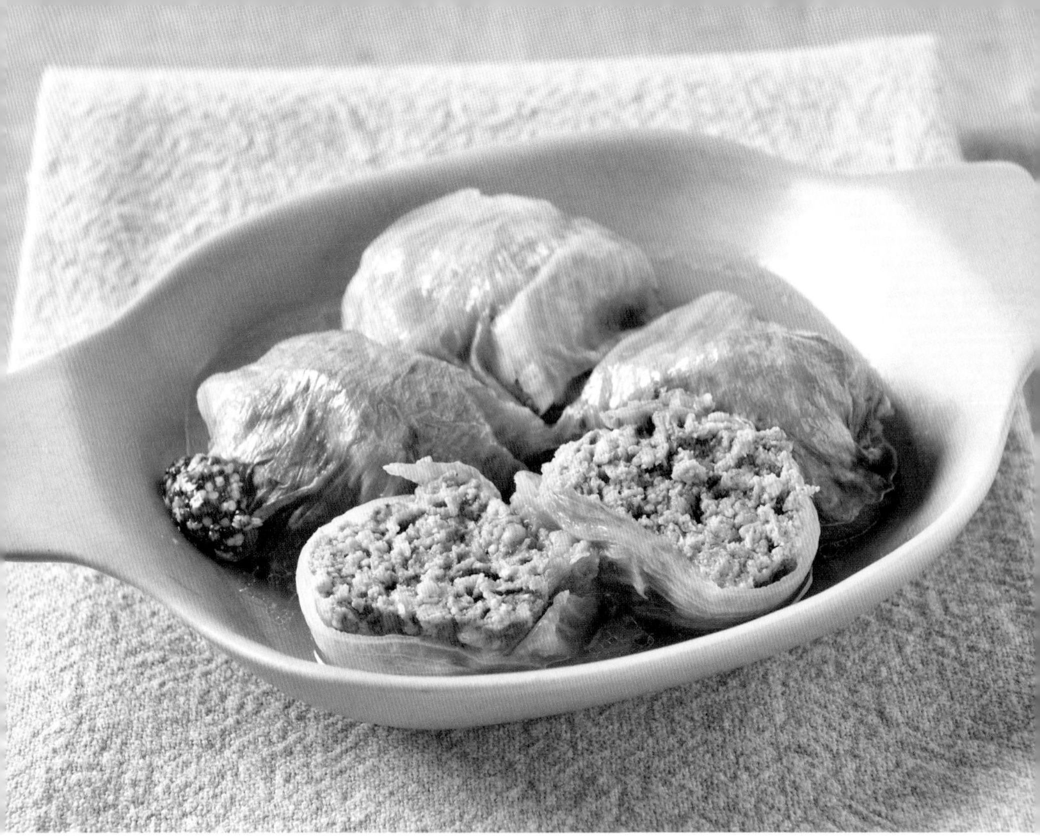

キャベツの代わりにレタスを使って

ロールレタス

[材料 2人分]

レタス …… 大 4 枚

A
- 合いびき肉 …… 200g
- オートミール …… 大さじ 2
- 塩、こしょう …… 各少々
- ナツメグ …… 少々

白ワイン（甘くないもの）…… 40mℓ
水 …… 1 カップ
ローリエ …… 1 枚
塩 …… 小さじ 1/5
粒マスタード …… 適量

[作り方]

1 ボウルにAの材料をすべて入れて、粘りが出るまでよく混ぜる。4等分の俵形にして、レタスで巻く。

2 鍋に1をすき間なく並べ、白ワイン、水、ローリエ、塩を入れて弱火にし、落としぶたをして15分ほど煮る。

3 器に盛り、粒マスタードを添える。

《 1人分 292kcal 》

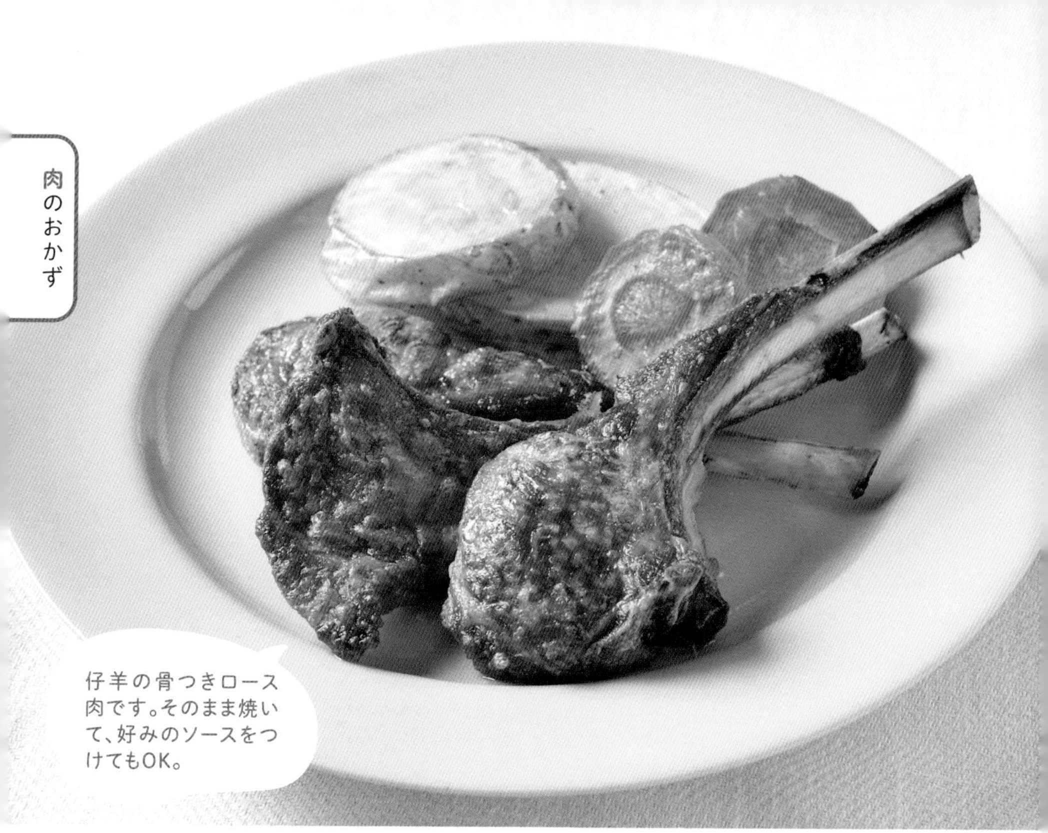
仔羊の骨つきロース
肉です。そのまま焼い
て、好みのソースをつ
けてもOK。

しっかり下味をつけて焼くだけ

ラムチョップのオーブン焼き

[材料 2人分]

ラムチョップ …… 6 本
A ⎡ マヨネーズ …… 大さじ 2
A ⎢ カレー粉 …… 小さじ 1/2
A ⎣ 塩 …… 小さじ 1/3
じゃがいも …… 1 個
にんじん …… 1/2 本
オリーブ油 …… 大さじ 1
塩、こしょう …… 各少々

[作り方]

1 ラムチョップをバットに並べ入れて、混ぜ合わせたAをまんべんなくまぶし半日漬けこむ。じゃがいも、にんじんはよく洗って皮をむかずに輪切りにする。

2 オーブンを220℃に温める。漬けだれをぬぐったラムチョップ、じゃがいも、にんじんをオーブンの天板に並べる。じゃがいもとにんじんにはオリーブ油をかけて、オーブンで20分焼く。仕上げにじゃがいも、にんじんに塩、こしょうをふる。

《 1人分 454kcal 》

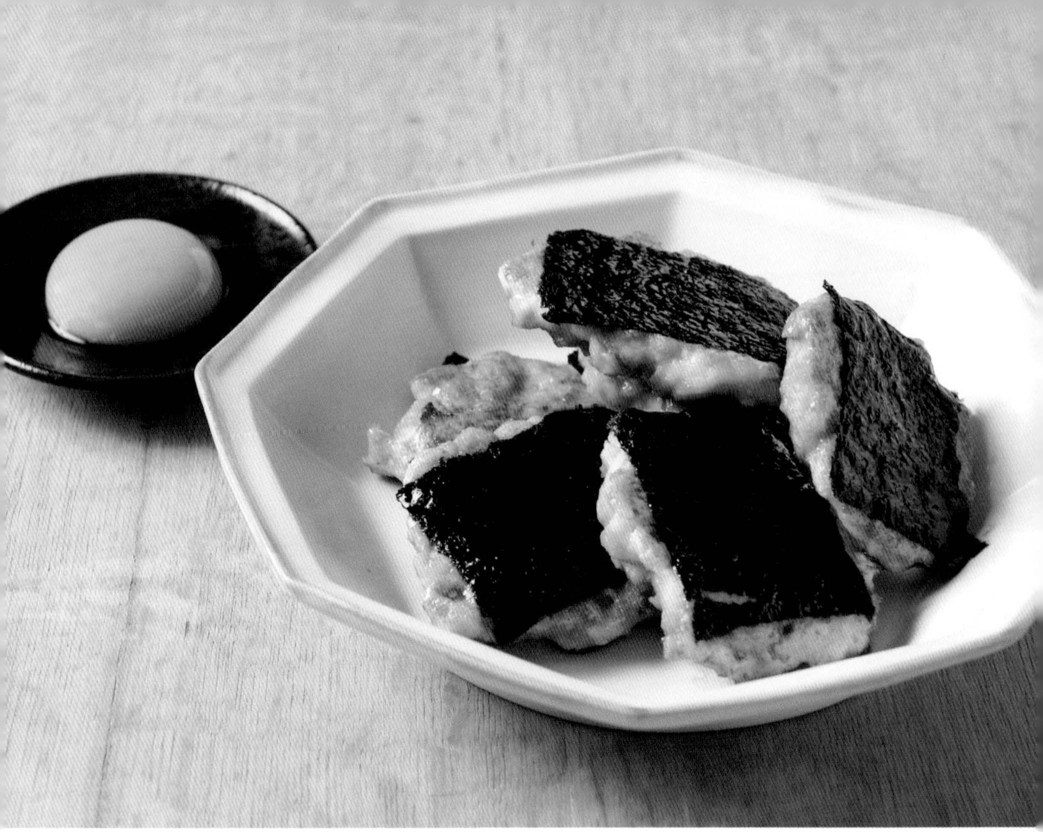

食欲をそそるのり風味の甘辛味

のりつくね

[材料 2人分]

A
- 鶏ひき肉 ····· 150g
- しょうが汁 ····· 小さじ 1
- 卵白 ····· 1 個分
- 片栗粉 ····· 大さじ 2
- 塩 ····· 少々

のり ····· 1/2 枚
植物油 ····· 大さじ 1

B
- 砂糖 ····· 小さじ 1
- 酒、しょうゆ ····· 各大さじ 1/2

卵黄 ····· 1 個分

[作り方]

1 ボウルにAの材料をすべて入れて、粘りが出るまでよく混ぜる。6等分にして、小判形に成形したら、6等分にしたのりを片面に貼る。

2 フライパンに植物油を入れて中火で熱し、のりを貼った面を下にして焼き、肉の厚みの半分以上、色が変わったら、ひっくり返して2分ほど焼く。混ぜ合わせたBを加えてつくね全体に絡める。

3 器に盛り、卵黄を添える。

《 1 人分 265kcal 》

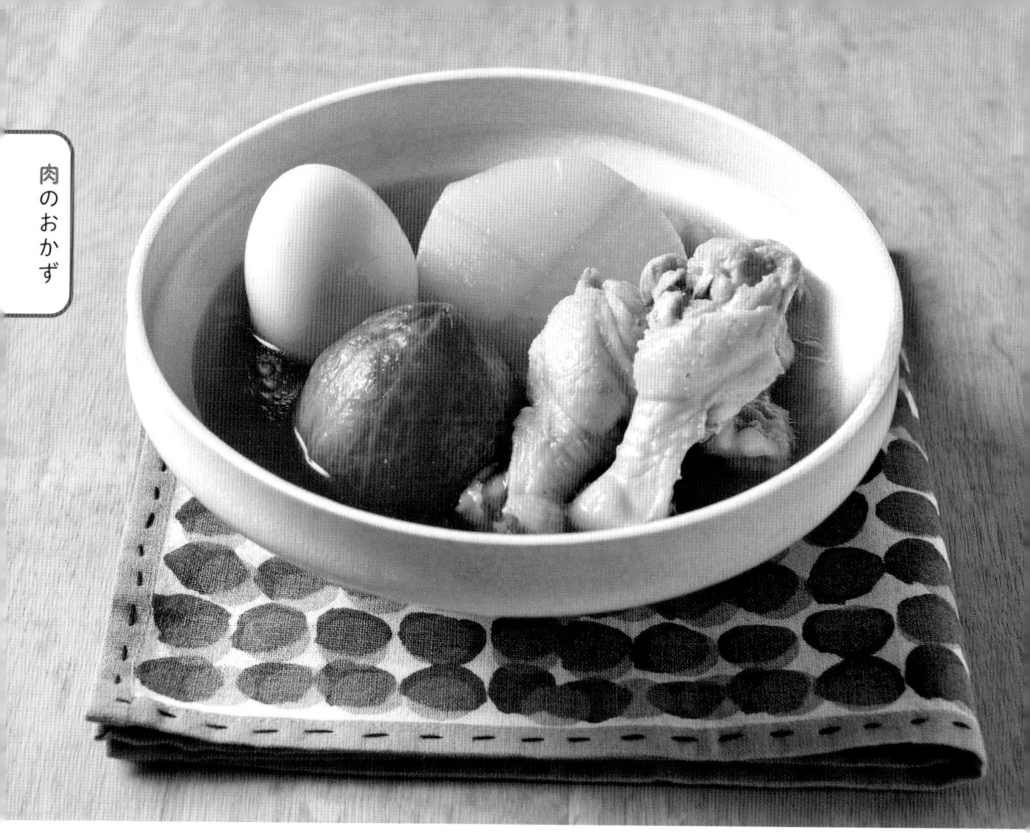

鶏の旨味がおでんに奥行きを出します

鶏手羽元と大根のおでん

[材料 2人分]

鶏手羽元肉 ····· 6 本
大根 ····· 5cm
ゆで卵 ····· 2 個
トマト ····· 2 個
煮干しだし ····· 4 カップ
材料と作り方は27ページを参照

A
- 砂糖 ····· 小さじ 1
- 塩 ····· 小さじ 2/3
- 酒 ····· 大さじ 1/2
- しょうゆ ····· 小さじ 2

[作り方]

1 手羽元は骨に沿って切れ目を入れる。大根は横半分に切って十字に切れ目を入れ、ラップをし電子レンジで5分加熱する。トマトは湯むきしておく。

2 鍋に煮干しだし、手羽元を入れて強火にかけ、煮立ったらアクを取って10分煮る。**A**を入れ、再び煮立ったら、大根、ゆで卵を加え、10分煮る。トマトを加え、5分煮る。

《 1人分 356kcal 》

魚のおかず

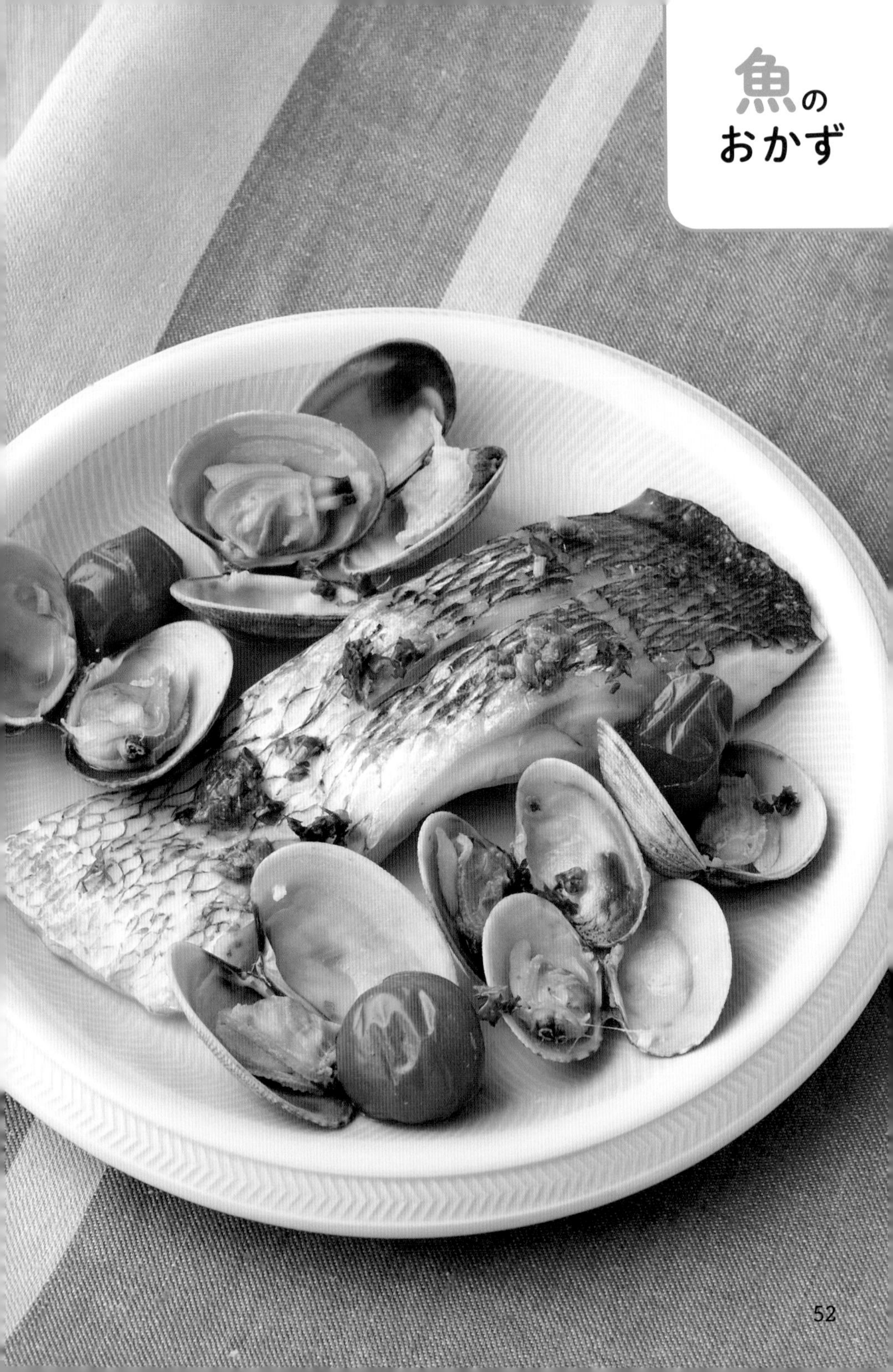

フライパンで作る華やかな一品

アクアパッツァ

［材料 2人分］

白身魚の切り身（金目鯛、鯛など）…… 2 切れ
あさり（殻付き）…… 200g
ミニトマト …… 6 個
アンチョビ …… 1 切れ
ガーリックオイル …… 大さじ 1
　材料と作り方は27ページを参照
白ワイン（甘くないもの）…… 1/4 カップ
水 …… 1/4 カップ
パセリ …… 適量

［作り方］

1 ボウルにあさりを入れ、かぶるくらいの塩水（分量外）を加えて暗い所に2 ～ 3時間置く。砂抜きが終わったら、水の中で両手で殻どうしをこすり合わせるようにしてしっかり洗う。

2 フライパンに白身魚、あさり、ミニトマト、刻んだアンチョビ、白ワイン、水を入れ、ふたをして3 ～ 4分蒸し煮する。あさりの口が開いたら、ふたを取ってアルコール分を飛ばす。

3 2を器に盛り、みじん切りにしたパセリをふり、ガーリックオイルをかける。

《 1 人分 225kcal 》

ひとくちメモ

あさりの砂抜きをするときの塩水の濃さは、
水1カップに対して塩小さじ1が目安です。

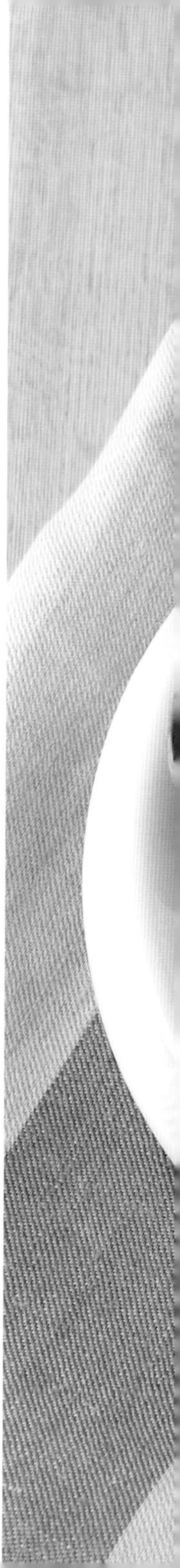

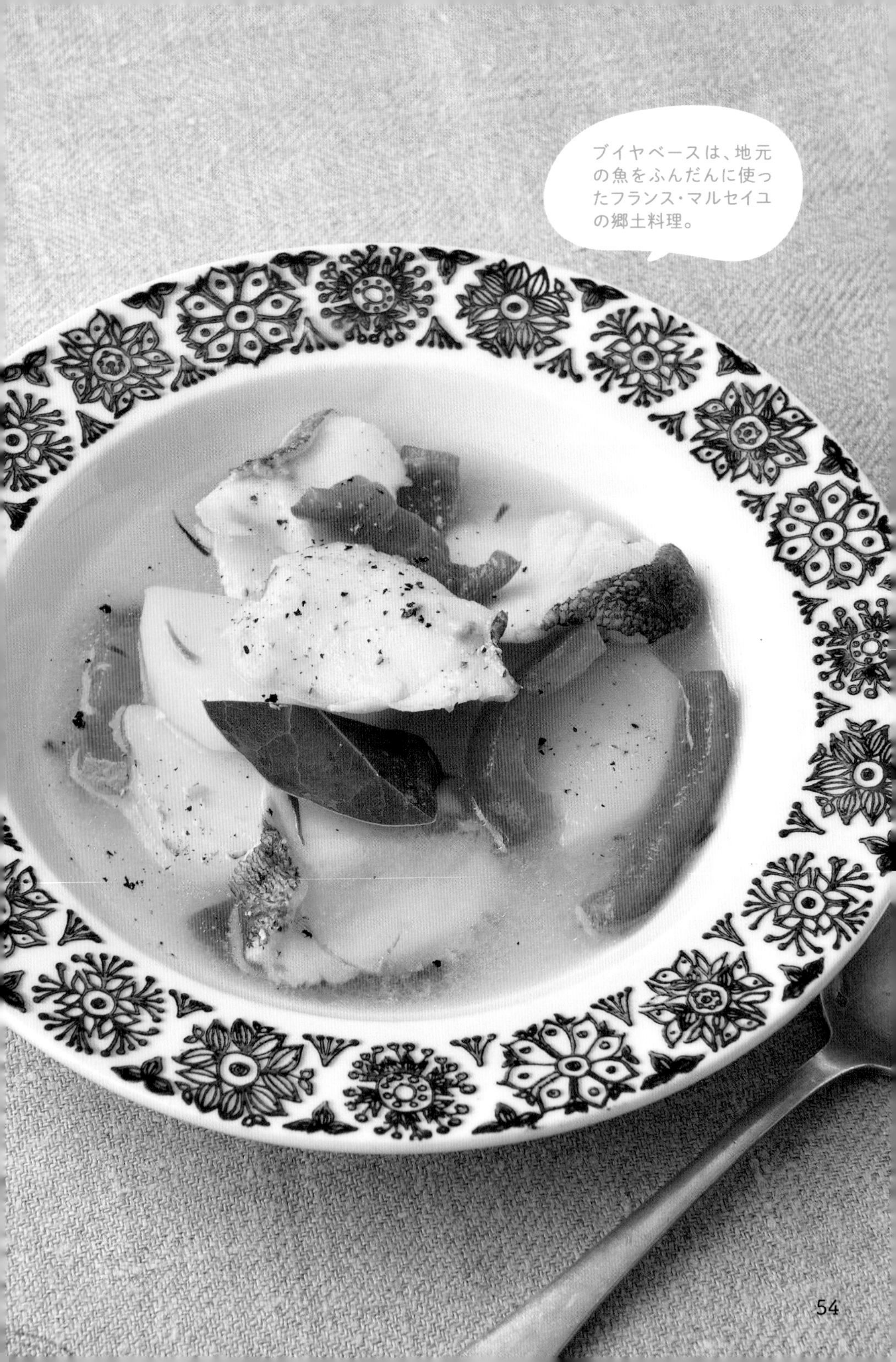

ブイヤベースは、地元の魚をふんだんに使ったフランス・マルセイユの郷土料理。

魚介の旨味を楽しむ煮込み料理

たらとじゃがいものブイヤベース風

［材料 2人分］

たら（甘塩）の切り身 …… 2切れ
じゃがいも …… 1個
パプリカ（赤）…… 1/2個
サフラン（あれば）…… ひとつまみ
ガーリックオイル …… 大さじ1
　材料と作り方は27ページを参照
白ワイン（甘くないもの）…… 大さじ2
ローリエ …… 1枚
塩、粗びきこしょう …… 各少々

［作り方］

1 たらは1切れを3～4等分にそぎ切りにする。じゃがいもは厚さ1cmの半月切りにし、ラップで包み電子レンジで2分加熱する。パプリカは横に1cm幅に切る。サフランはぬるま湯1カップ（分量外）に10分浸けておく。

2 フライパンにガーリックオイルを入れ、中火にかけ、たらを入れて両面を3～4分焼く。じゃがいも、パプリカを加えて1分ほどさっと炒める。白ワインを加え、アルコール分を飛ばし、サフランをぬるま湯ごと加え、ローリエを入れて5分煮る。サフランがない場合は、水1カップ（分量外）を加えて煮る。塩で味を調え、粗びきこしょうをふる。

《1人分 165kcal》

[材料 2人分]

さわらの切り身 …… 2切れ
塩 …… 少々
大根 …… 150g
A
- ゆずこしょう …… 小さじ1/4
- 砂糖 …… 小さじ2/3
- しょうゆ …… 小さじ1
- 酒 …… 小さじ2

片栗粉 …… 適量
植物油 …… 小さじ2

[作り方]

1 さわらは塩をふって5分ほど置き、ペーパータオルで水気を拭く。大根はおろし器などですりおろし、水気をきる。Aを混ぜ合わせておく。

2 さわらの両面に片栗粉を薄くまぶす。フライパンに植物油を入れて中火で熱し、さわらの皮側から焼き、厚みの半分が白くなったらひっくり返して1分ほど焼く。Aを加えて全体に絡める。

3 器に盛り、大根おろしを添える。

《1人分 238kcal》

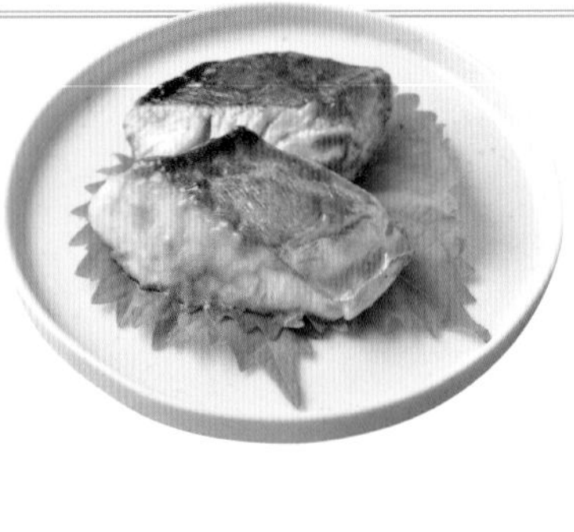

アレンジ

“オイマヨ”で中華風！

[材料 2人分]

さわらの切り身 …… 2切れ
A
- オイスターソース …… 小さじ2
- マヨネーズ …… 大さじ1

しそ …… 2枚

[作り方]

1 混ぜ合わせたAを2等分にしたさわらの全体になじませ、10分ほどおく。

2 さわらは調味料をぬぐって皮の面を下にしてフライパンで焼く。厚みの半分が白くなったら、ひっくり返し、ふたをして弱火で3分ほど蒸し焼きにする。

3 器にしそを敷き、1を盛りつける。

《1人分 208kcal》

ピリッと辛いクセになる味でごはんがすすむ

さわらのゆずこしょう焼き

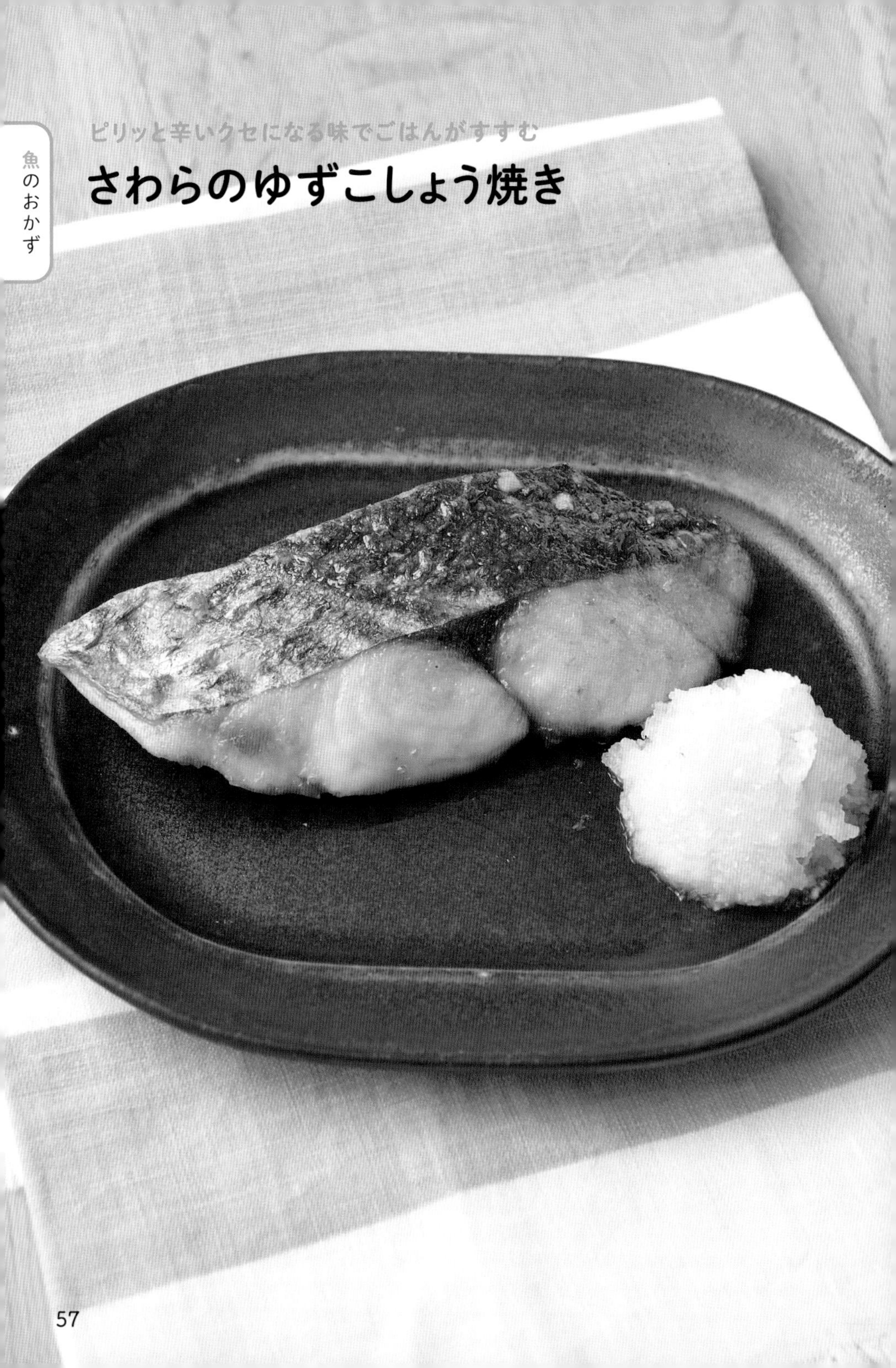

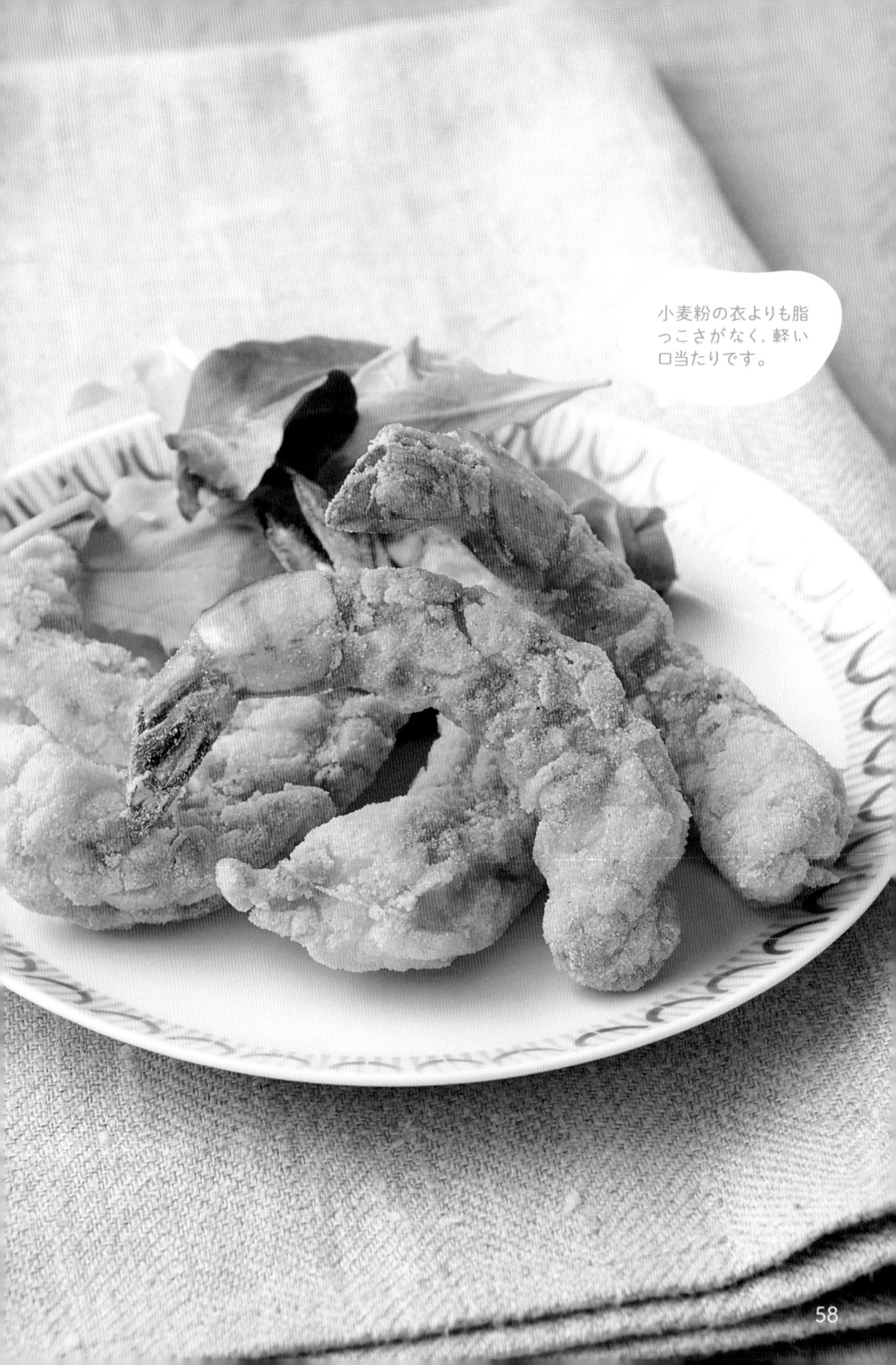
小麦粉の衣よりも脂
っこさがなく，軽い
口当たりです。

衣に小麦粉を使わずに揚げ物ができる

えびフライ

［材料 2人分］

えび …… 10尾（尾つきで6～7cmのもの）
塩、こしょう …… 各少々
コーンスターチ …… 適量
溶き卵 …… 適量（1/2個分）
コーンミール …… 適量
揚げ油 …… 適量
ベビーリーフ …… 20g
お好みでソース …… 適量

［作り方］

1 えびは尾を残して殻をむき、竹串などで背わたを取る。揚げたときにえびが曲がらないように、腹側に切れ目を入れてまっすぐにし、塩、こしょうをふる。

2 えびにコーンスターチを薄くまぶし、溶き卵を絡め、コーンミールをまぶす。揚げ油を170°Cに熱し、えびをカリッと揚げる。

3 器に2を盛り、ベビーリーフ、お好みでソースを添える。

《1人分 180kcal》

ひとくちメモ

とうもろこしが原料のコーンスターチ＆コーンミール（119ページを参照）を使えば、パン粉や小麦粉を使わなくてもフライを作れます。トンカツやコロッケなどにも応用できます。

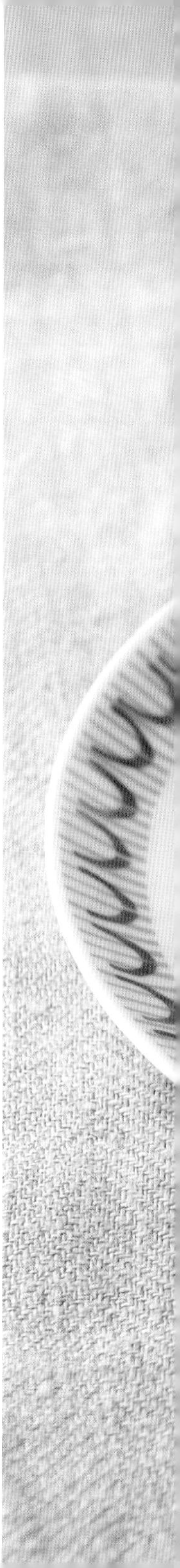

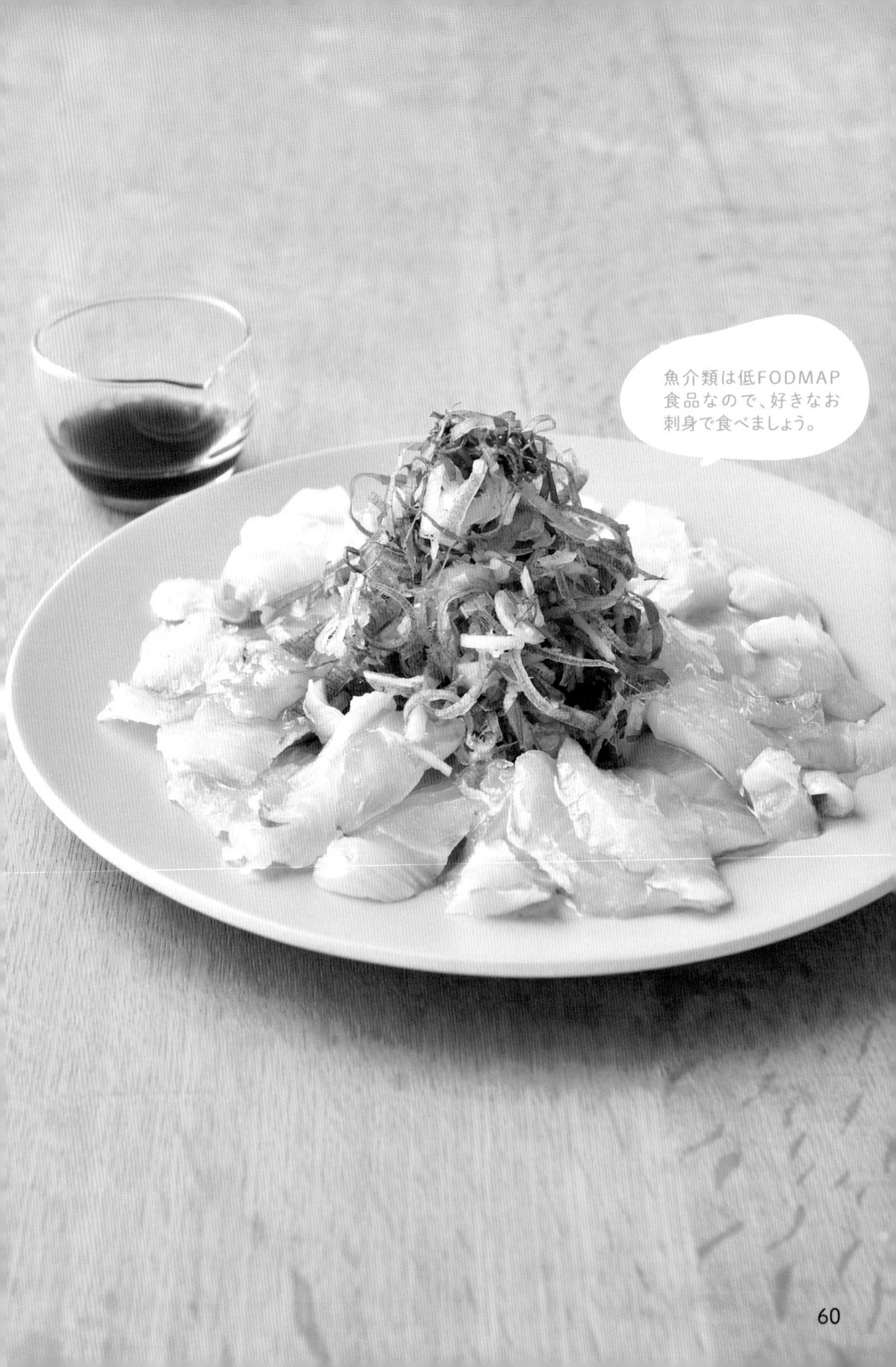
魚介類は低FODMAP
食品なので、好きなお
刺身で食べましょう。

刺身に合わせ調味料をかけるだけ

和風カルパッチョ

［材料 2人分］

鯛の刺身（薄切り）…… 150g
しそ …… 4 枚
しょうが …… 小 1 かけ
みょうが …… 2 個
A ┌ ポン酢しょうゆ …… 大さじ 1
　└ オリーブ油 …… 小さじ 2

［作り方］

1 しそ、しょうがは千切りに、みょうがは小口切りにする。

2 器に鯛を並べ、1 をのせる。混ぜ合わせた A をかけ、和えていただく。

《 1 人分 143kcal 》

アレンジ

こっくりとしたごまだれで！

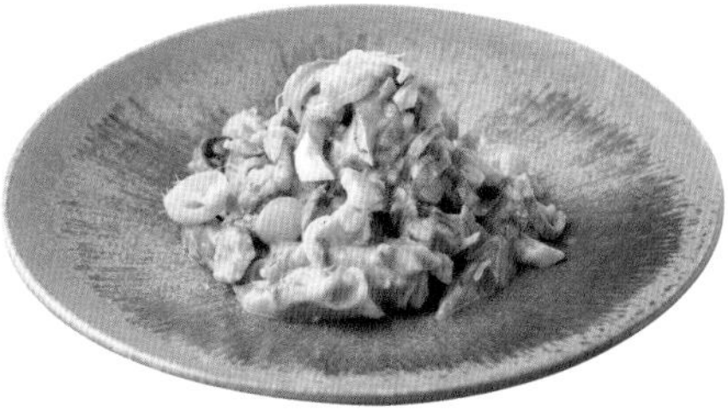

［材料 2人分］

あじの刺身
（3 枚におろしたもの）…… 150g
しそ …… 4 枚
しょうが …… 小 1 かけ
みょうが …… 2 個
A ┌ ポン酢しょうゆ …… 大さじ 1
　└ 練りごま …… 小さじ 2

［作り方］

1 しそ、しょうがは千切りに、みょうがは小口切りにする。

2 2〜3cmのそぎ切りにしたあじと 1 に混ぜ合わせた A を和えて器に盛る。

《 1 人分 129kcal 》

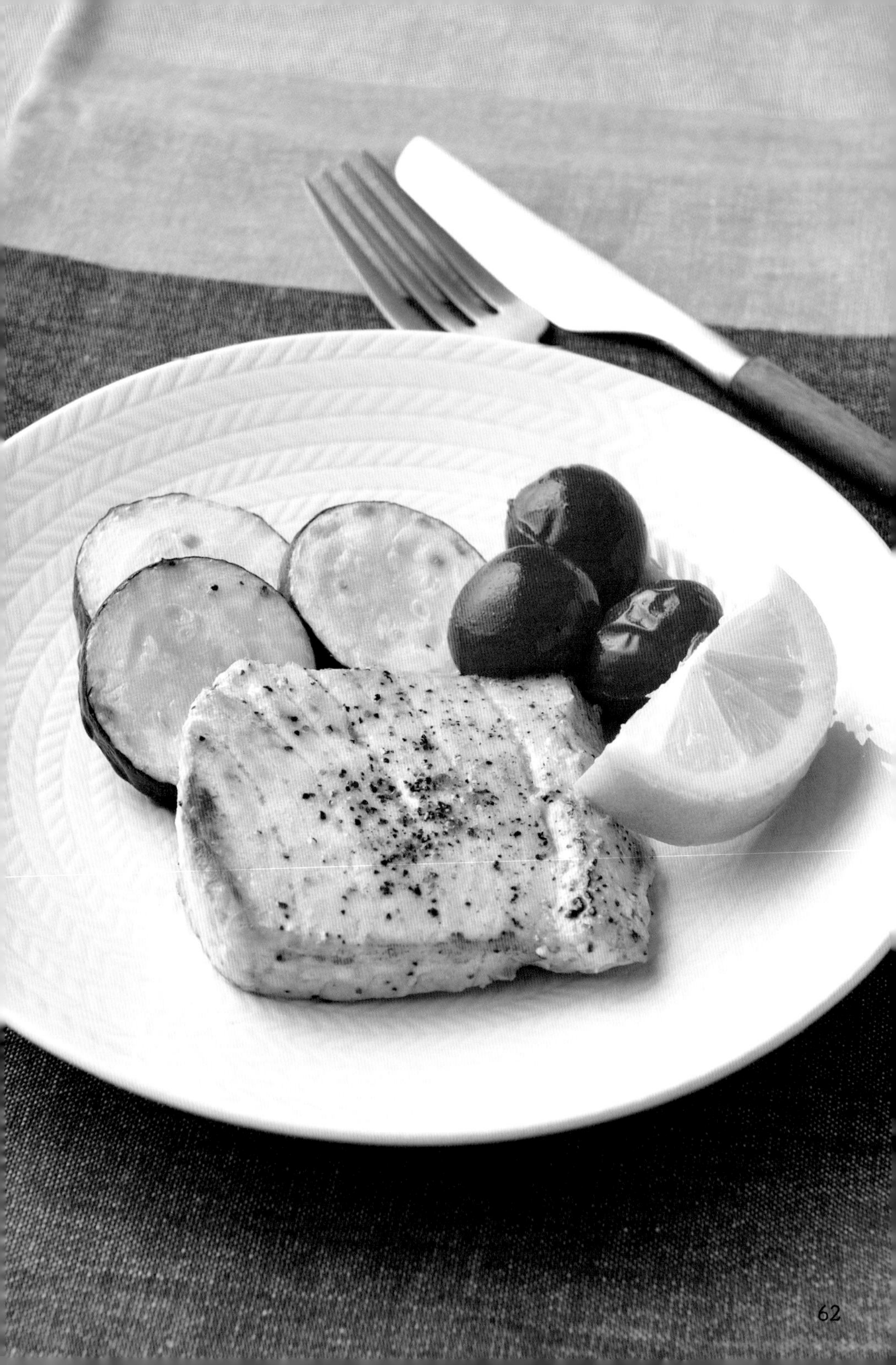

ふっくらやわらかい白身魚のソテー

めかじきとズッキーニ、ミニトマトのガーリック風味焼き

［材料 2人分］

めかじきの切り身 ····· 2 切れ
塩、粗びきこしょう ····· 各適量
コーンスターチ ····· 適量
ズッキーニ ····· 1/2 本
ガーリックオイル ····· 大さじ 1
　材料と作り方は27ページを参照
ミニトマト ····· 6 個
カットレモン ····· 2 切れ

［作り方］

1 めかじきに塩、粗びきこしょうをふり、両面にコーンスターチを薄くまぶす。ズッキーニは輪切りにする。

2 フライパンにガーリックオイルを入れて中火にかけ、めかじきを焼く。厚みの半分以上、色が変わったら、ひっくり返して2分ほど焼く。あいているところで、ズッキーニ、ミニトマトを一緒に焼き、塩で味を調える。

3 器に2を盛り、レモンを添える。

《 1 人分 235kcal 》

ひとくちメモ

めかじきにコーンスターチをまぶすことでしっかり味がつきます。

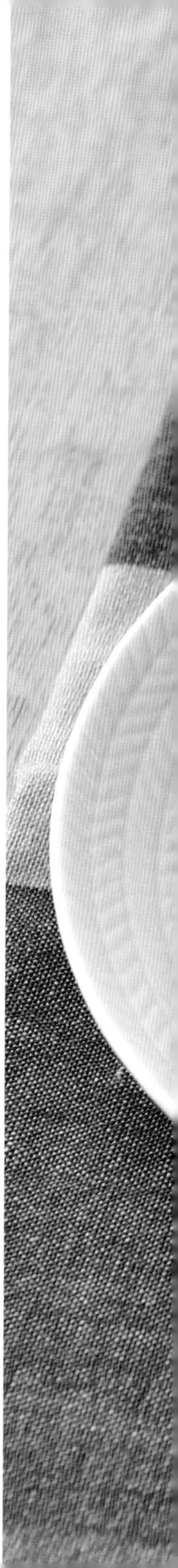

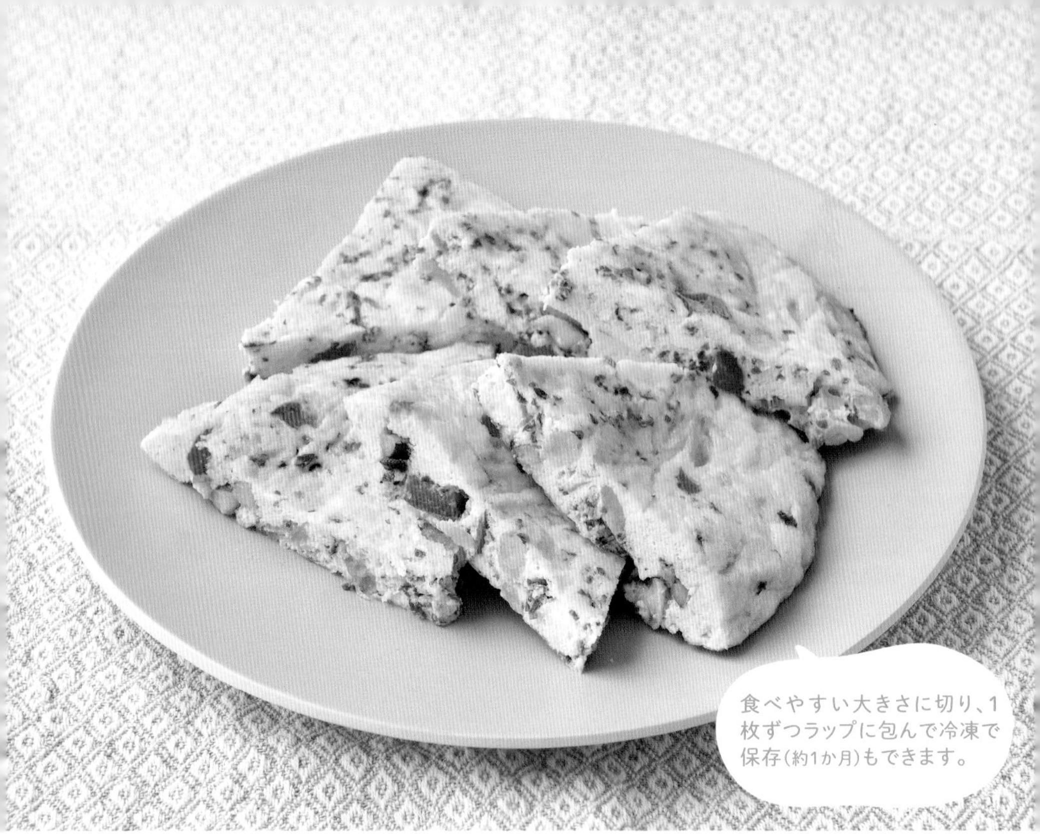
食べやすい大きさに切り、1枚ずつラップに包んで冷凍で保存(約1か月)もできます。

冷めてもおいしいからお弁当にもぴったり

シーフードのスパニッシュオムレツ

［材料 4人分］

シーフードミックス(冷凍)
…… 100g
パプリカ(赤) …… 1/4 個
卵 …… 4 個
粉チーズ …… 大さじ 4
パセリ(みじん切り)
…… 大さじ 2
オリーブ油 …… 大さじ 2
塩、こしょう …… 各少々

［作り方］

1 シーフードミックスは解凍しておく。パプリカは1cm角に切る。

2 ボウルに卵を割りほぐし、粉チーズ、パセリ、塩、こしょうを加えてよく混ぜる。

3 フライパンにオリーブ油を入れて中火で熱し、1をさっと炒める。2を加えて、大きくかき混ぜ、卵が半熟状になったら弱火にしてふたをする。途中フライパンをゆすりながら、7 ～ 8分焼く。卵の表面が固まったら、卵を裏返し、2分ほど焼く。

《 1人分 172kcal 》

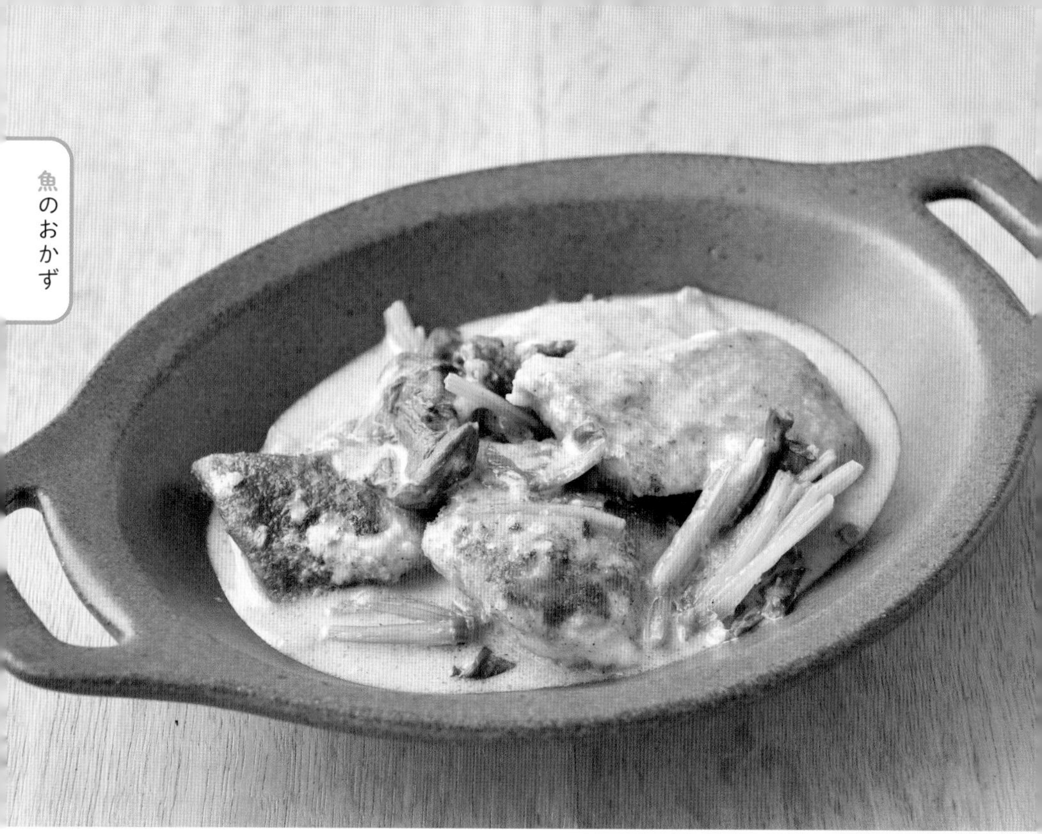

ほのかな甘みとコクが口の中に広がる

鮭とほうれん草のアーモンドミルク煮

［材料 2人分］

生鮭の切り身 ….. 2切れ
塩、こしょう ….. 各適量
コーンスターチ ….. 適量
ほうれん草 ….. 1/2束
バター ….. 大さじ1
カレー粉 ….. 小さじ1
アーモンドミルク ….. 1カップ

［作り方］

1 鮭は食べやすい大きさに切り、塩、こしょうをふって、両面にコーンスターチを薄くまぶす。ほうれん草は、ゆでて水にさらしてから水気をきり、食べやすい大きさに切る。

2 フライパンにバターを入れて中火で熱し、バターが溶けかけたらカレー粉を加え、なじませる。鮭を加え、両面を3分ほど焼いて、アーモンドミルクを加える。煮立ったらほうれん草を加え、ひと煮立ちしたら、塩で味を調え、こしょうをふる。

《1人分 224kcal》

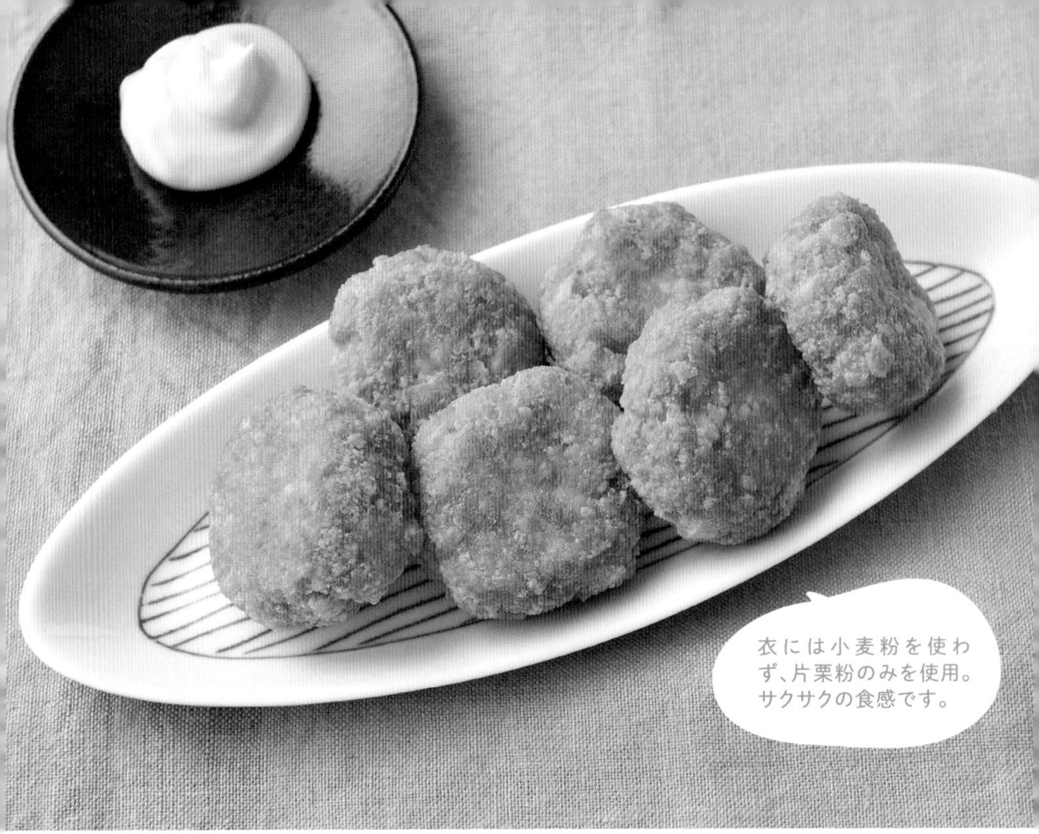
衣には小麦粉を使わず、片栗粉のみを使用。サクサクの食感です。

子どものおやつやお弁当、大人のおつまみに

ツナと豆腐のナゲット

［材料 2〜3人分］

木綿豆腐……1丁（300g）
ツナ缶……1缶（70g）
オイスターソース
……大さじ1
片栗粉……大さじ3
塩、こしょう……各少々
揚げ油……適量
お好みでマヨネーズ
……適量

［作り方］

1 豆腐はペーパータオルで二重に包み、耐熱皿にのせ、ラップをせずに電子レンジで3分加熱し、その後5分重しをのせて、しっかりと水気をきる。

2 ボウルに豆腐、汁気をきったツナ、オイスターソース、片栗粉、塩、こしょうを入れてよく混ぜ、12等分にして、成形する。

3 揚げ油を170°Cに熱し、2を両面がこんがりと茶色になるまで揚げる。

4 器に盛り、お好みでマヨネーズを添える。

《1人分 341kcal》

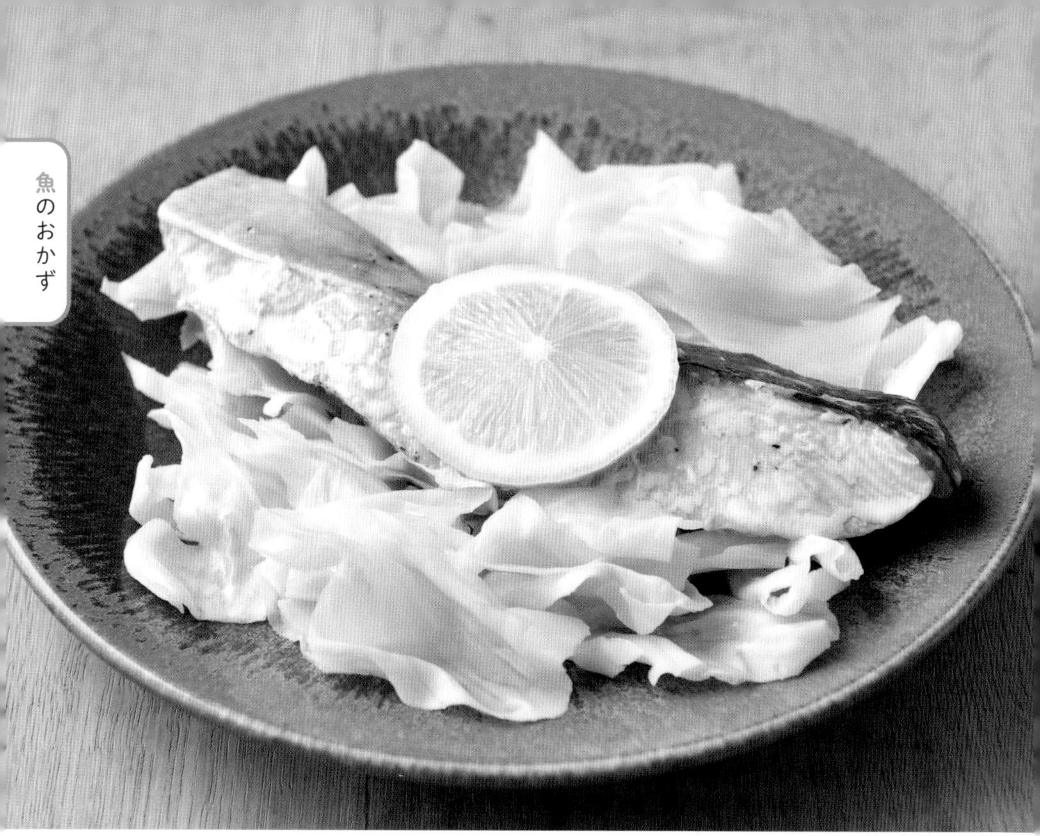

レンジで簡単！さっぱりおいしい

鮭とキャベツのレモン蒸し

[材料 2人分]

生鮭の切り身 ..... 2 切れ
キャベツ ..... 大 2 枚
塩、こしょう ..... 各少々
レモン（薄切り）..... 2 枚
ガーリックオイル ..... 大さじ 1
材料と作り方は27ページを参照
白ワイン（甘くないもの）..... 大さじ 2

[作り方]

1 鮭は塩、こしょうをふる。キャベツはざく切りにする。

2 耐熱皿に鮭、キャベツ、レモン、白ワインを入れ、ガーリックオイルをかける。ラップをして電子レンジで5分加熱し、ラップを取ってさらに1分加熱し、アルコール分を飛ばす。

《 1人分 204kcal 》

自家製ミールキット

下ごしらえ
して
冷凍保存!

鶏むね肉のオイマヨ漬け

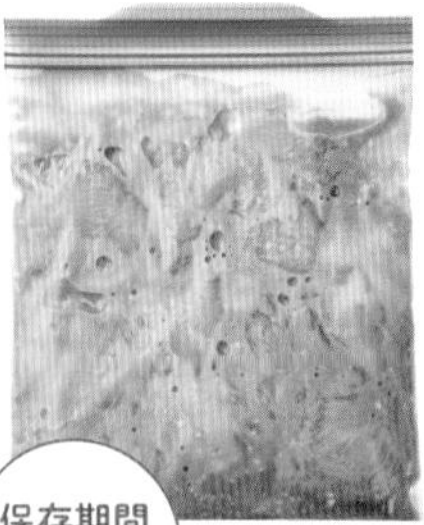

保存期間
14日

［材料 2人分］

鶏むね肉 …. 1 枚（250g）

A
- 酒 …. 大さじ 1
- オイスターソース …. 大さじ 2
- マヨネーズ …. 大さじ 1
- 塩、こしょう …. 各少々

［作り方］

1 鶏肉はそぎ切りにする。

2 保存袋に鶏肉、Aを入れてなじませて冷凍する。

《 1 人分 226kcal 》

※調理するときは下記「アレンジ2」の2を参考に加熱してください。

アレンジ1

カレー蒸し

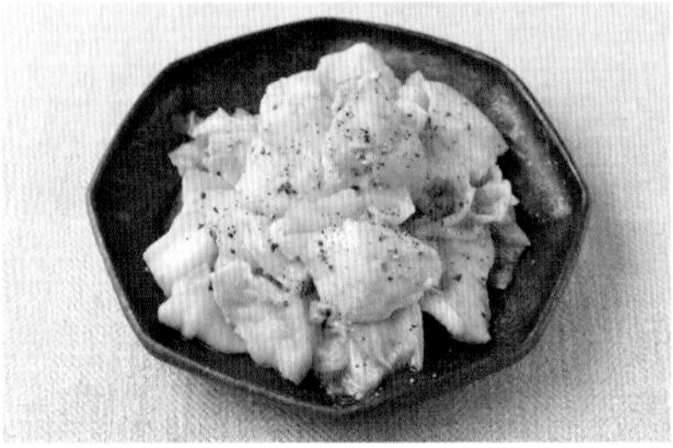

［材料 2人分］

鶏むね肉のオイマヨ漬け …. 2 人分
キャベツ …. 150g
カレー粉 …. 小さじ 1/3

［作り方］

1 キャベツはざく切りにする。

2 フライパンに凍ったままの鶏肉、水大さじ2 ～ 3（分量外）を入れ、カレー粉をふり、キャベツをまんべんなくのせて、ふたをして中火で3 ～ 4分蒸し焼きにする。

3 途中フライパンをゆすり、肉がほぐれてきたら全体を混ぜる。再度ふたをして、弱めの中火で2分ほど蒸し焼きにする。

《 1 人分 243kcal 》

アレンジ2

ブロッコリー炒め

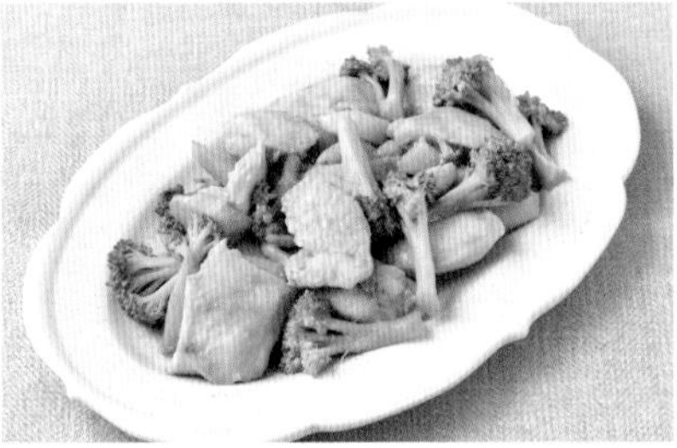

［材料 2人分］

鶏むね肉のオイマヨ漬け …. 2 人分
ブロッコリー …. 1/2 株

［作り方］

1 ブロッコリーは小房に分け、ラップで包み電子レンジで1分加熱する。

2 フライパンに凍ったままの鶏肉、水大さじ2 ～ 3（分量外）を入れて、ふたをして中火で蒸し焼きにする。肉が白っぽくなってきたらほぐして、さらにふたをして2分ほど火を通す。ブロッコリーを加えて、汁気を飛ばしながら炒め合わせる。

《 1 人分 246kcal 》

時間があるときに仕込んでおけば、食事の準備を時短できます。
冷凍したものを解凍せずにそのままフライパンで加熱してOK!
そのまま食べてもいいですし、アレンジもできるので、
味のバリエーションが広がります。

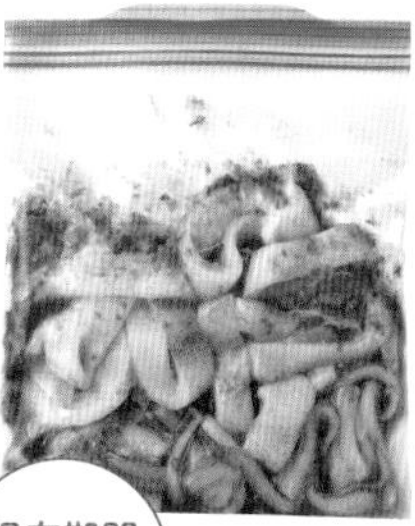

保存期間
14日

いかのかつおじょうゆ漬け

[材料 2人分]

いか …… 大1ぱい

A
- 砂糖 …… 小さじ1
- しょうゆ …… 大さじ1
- ごま油 …… 大さじ1
- 削り節 …… 小1袋(3g)

[作り方]

1 いかは、胴と足のつながっている部分をはずし内臓ごと足を引き抜く。

2 胴は軟骨を取り除き1.5cm幅の輪切りに、足はぶつ切りにし、Aと保存袋に入れてなじませ、冷凍する。

《 1人分 192kcal 》

※調理するときは下記「アレンジ2」の1を参考に加熱してください。

アレンジ1

炊き込みごはん

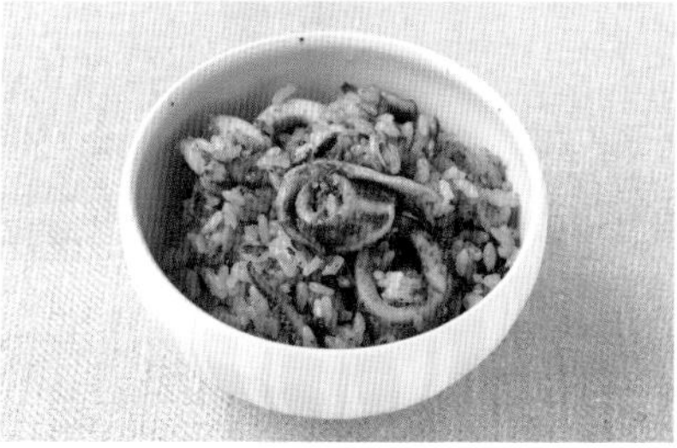

[材料 2人分]

いかのかつおじょうゆ漬け …… 2人分
米 …… 1合

[作り方]

1 炊飯器に洗った米と1合の目盛まで水を入れる。

2 1の水を大さじ3取り除き、いかを凍ったまま上にのせて、炊く。

3 炊き上がったら全体を混ぜる。

《 1人分 448kcal 》

アレンジ2

ピーマン炒め

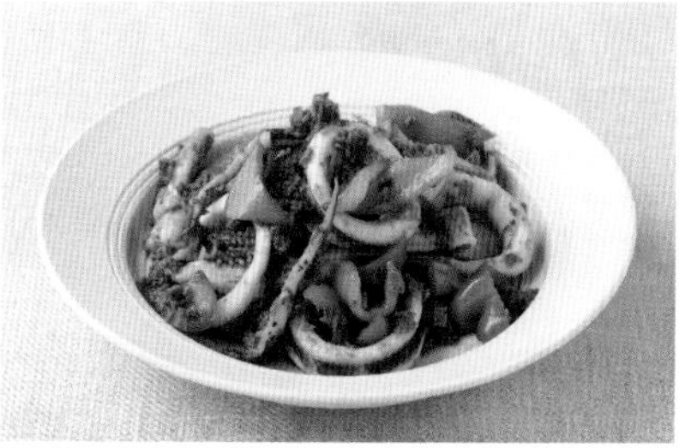

[材料 2人分]

いかのかつおじょうゆ漬け …… 2人分
ピーマン …… 3個

[作り方]

1 フライパンに凍ったままのいかを入れ、水大さじ2〜3(分量外)を入れて、ふたをして中火で蒸し焼きにする。いかの色が変わってきたらほぐして、再度ふたをして2分ほど火を通す。

2 乱切りにしたピーマンを加えて、汁気を飛ばしながら1分ほど炒め合わせる。

《 1人分 199kcal 》

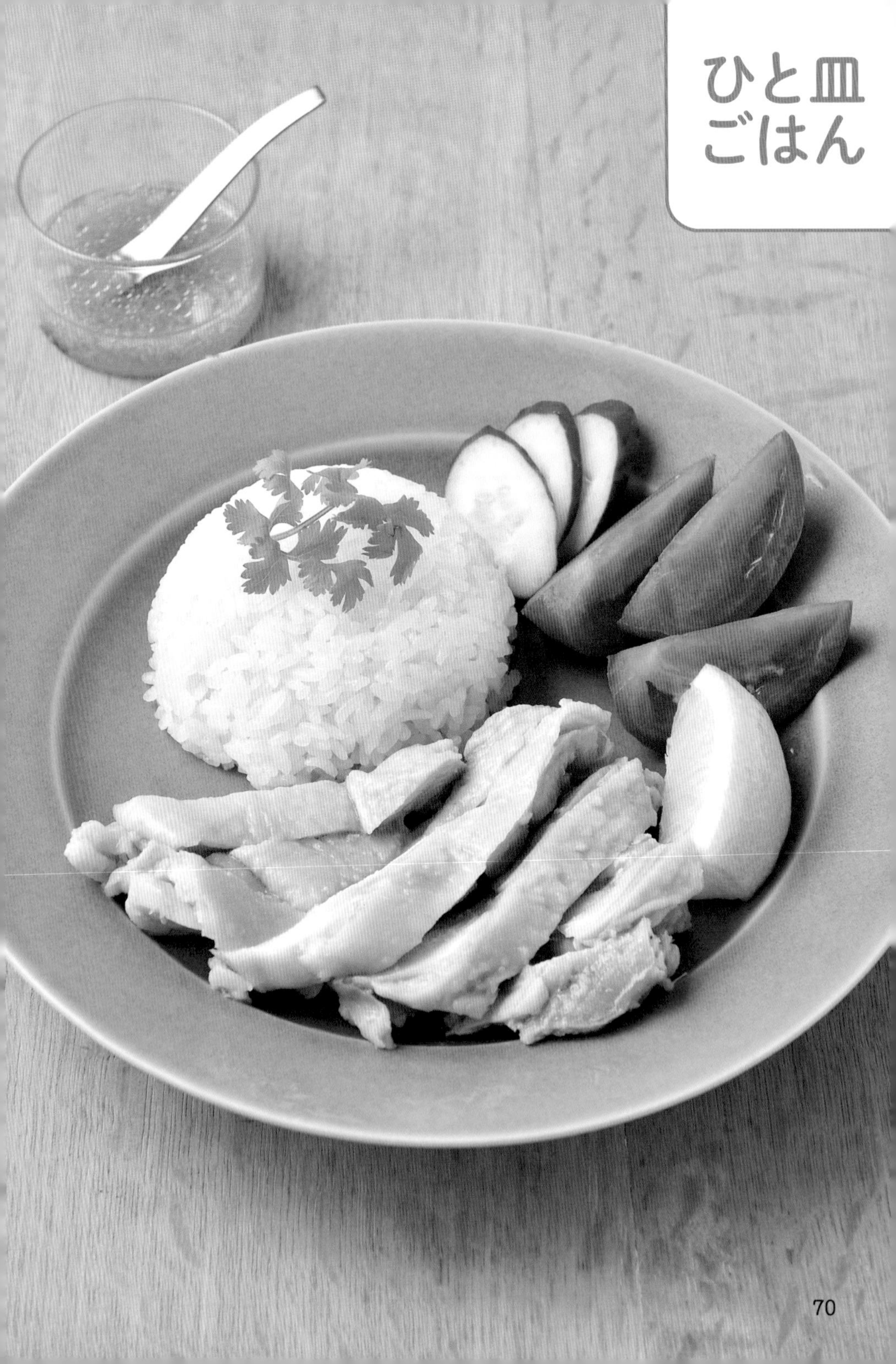

材料を炊飯器に入れて炊くだけ

シンガポール風 チキンライス

［材料 4人分］

鶏もも肉 …… 1 枚

A
- ねぎ油 …… 大さじ 1
  材料と作り方は27ページを参照
- 砂糖 …… 小さじ 1
- 塩 …… 小さじ 1/2
- おろししょうが …… 小さじ 1
- 酒 …… 大さじ 2

トマト …… 1 個
きゅうり …… 1/2 本
米 …… 2 合
ナンプラー …… 小さじ 4
おろししょうが …… 小さじ 1
カットレモン …… 2 切れ
お好みでパクチー …… 適量

［作り方］

1 Aの材料をすべて混ぜ合わせてたれをつくる。

2 鶏肉に 1 のたれをもみこみ15分ほどおき、ラップをかけて電子レンジで5分加熱する。その間にトマトはくし形に切り、きゅうりは斜め薄切りにする。

3 炊飯器に、洗った米、2 の蒸し汁（大さじ1残しておく）を入れる。2合の目盛まで水を入れて普通に炊く。炊き上がったら器に盛る。

4 鶏肉を食べやすい大きさに切って器に盛り、ナンプラー、鶏肉の蒸し汁大さじ1、おろししょうがを混ぜ合わせたたれをかける。カットレモン、トマト、きゅうり、お好みでパクチーを添える。

《 1 人分 454kcal 》

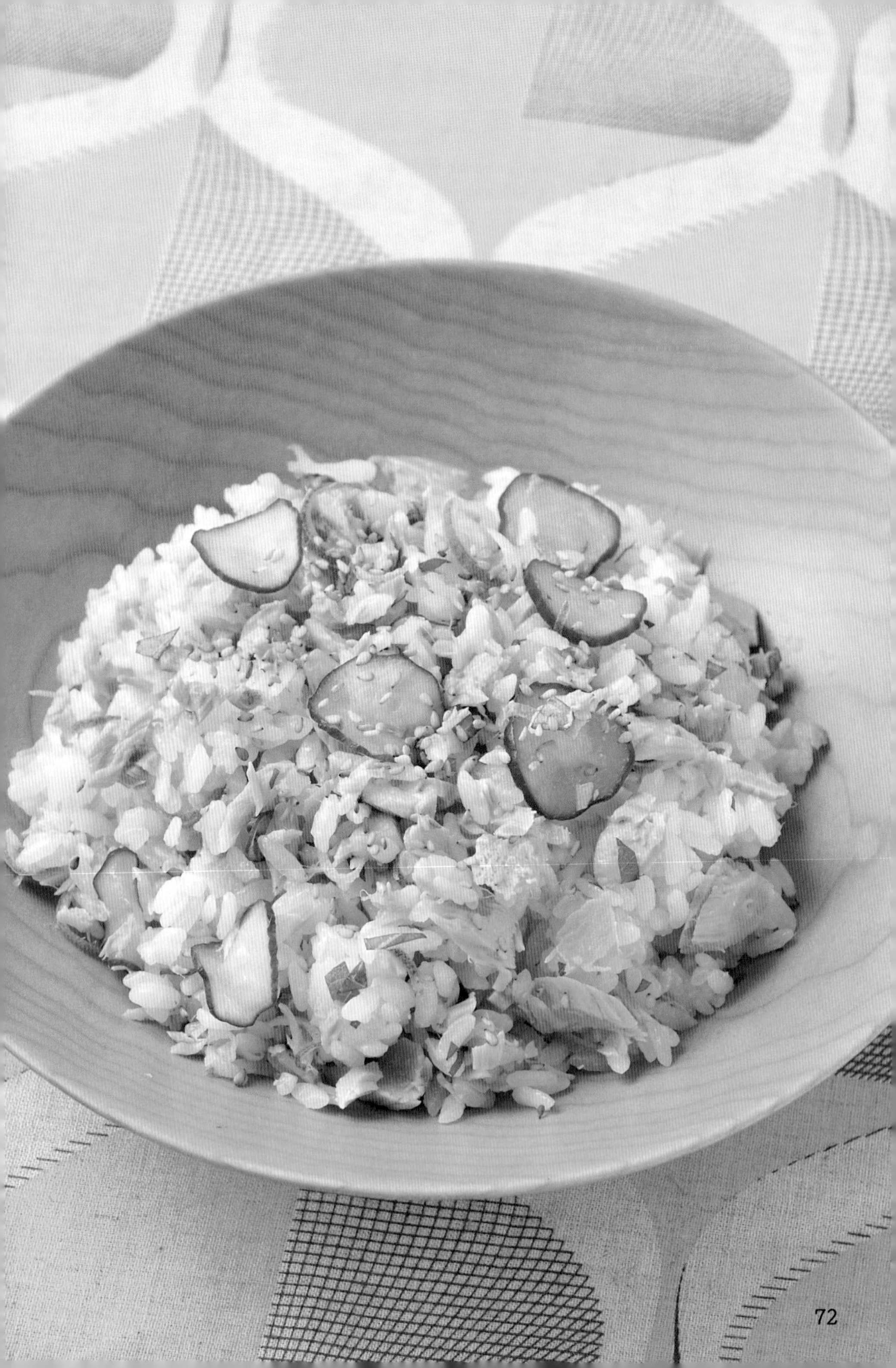

鮭は焼かずに電子レンジで下ごしらえ

鮭の薬味寿司

［材料 2人分］

甘塩鮭 ….. 2 切れ
きゅうり ….. 1/4 本
塩 ….. ひとつまみ
しそ ….. 2 枚
みょうが ….. 2 個
温かいごはん ….. 1 合分（約 330g）
すし酢 ….. 大さじ 1 強
白いりごま ….. 適量

［作り方］

1 鮭は耐熱皿に入れ、ラップをして電子レンジで2分加熱し、皮と骨を取って身をほぐしておく。きゅうりは小口切りにし、塩もみして水気をしぼる。しそは粗みじん切りに、みょうがは小口切りにする。

2 ごはんにすし酢を合わせ、さっくりと混ぜ、冷ます。ごはんが冷めたら、鮭、きゅうり、しそ、みょうがを加えて混ぜ、ごまをふる。

《 1 人分 478kcal 》

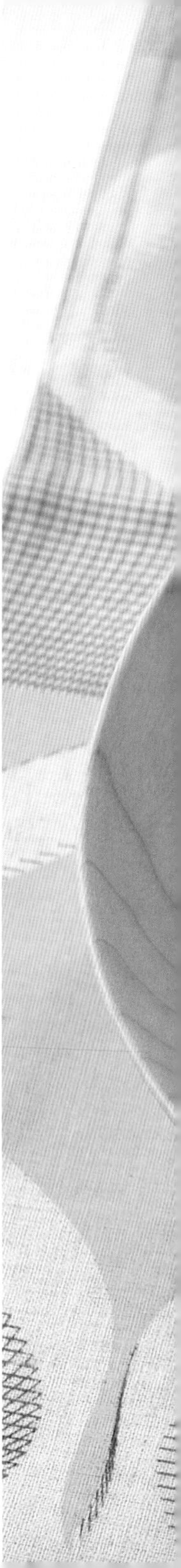

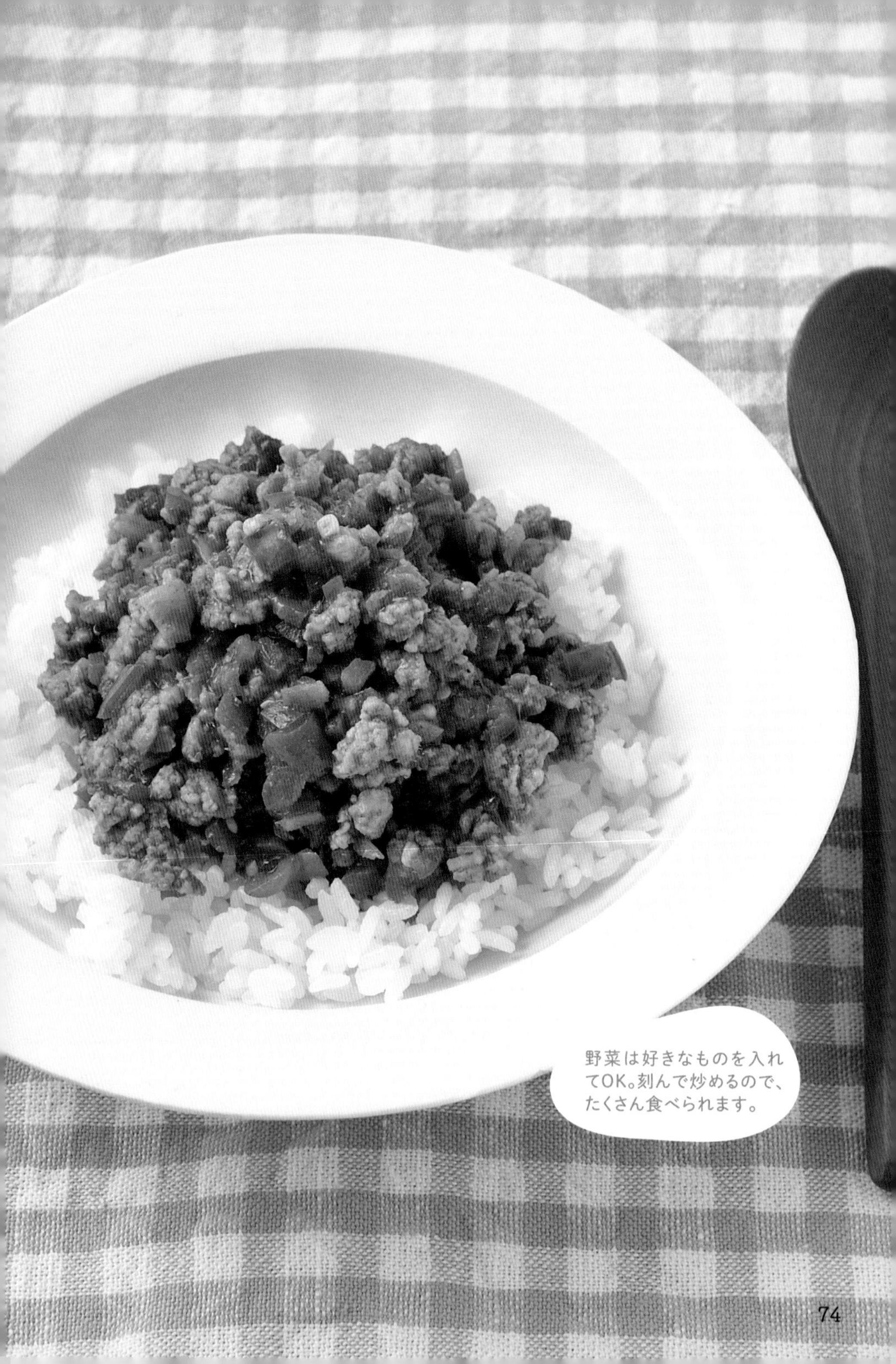

野菜は好きなものを入れ
てOK。刻んで炒めるので、
たくさん食べられます。

トマトジュースの旨味が深みをプラス

ドライカレー

［材料 2人分］

豚ひき肉 ····· 150g
塩 ····· 小さじ 1/4
カレー粉 ····· 小さじ 1/4
しょうが ····· 小 1 かけ
ピーマン ····· 3 個
オクラ ····· 2 本
植物油 ····· 大さじ 1
トマトジュース（無塩）····· 3/4 カップ
A
カレー粉 ····· 大さじ 1/2
砂糖 ····· 小さじ 1/2
塩 ····· 小さじ 1/4
こしょう ····· 少々
ごはん ····· 300g

［作り方］

1 豚肉に塩、カレー粉をまぶしておく。しょうが、ピーマン、オクラはみじん切りにする。

2 フライパンに油を入れて弱火で熱し、しょうがを入れ、香りが立つまで炒める。ひき肉を加え、ポロポロになるまで中火で炒めて、ピーマン、オクラを加え、さっと炒める。

3 2にトマトジュース、Aを入れて弱火で5分ほど煮込む。

4 ごはんを器に盛り、3をのせる。

《1人分 475kcal》

ひとくちメモ

カレー粉は低FODMAP食品ですが、ドロッとした仕上がりになるカレールウには小麦粉が混ざっているので注意しましょう。シチューのルウも同様です。

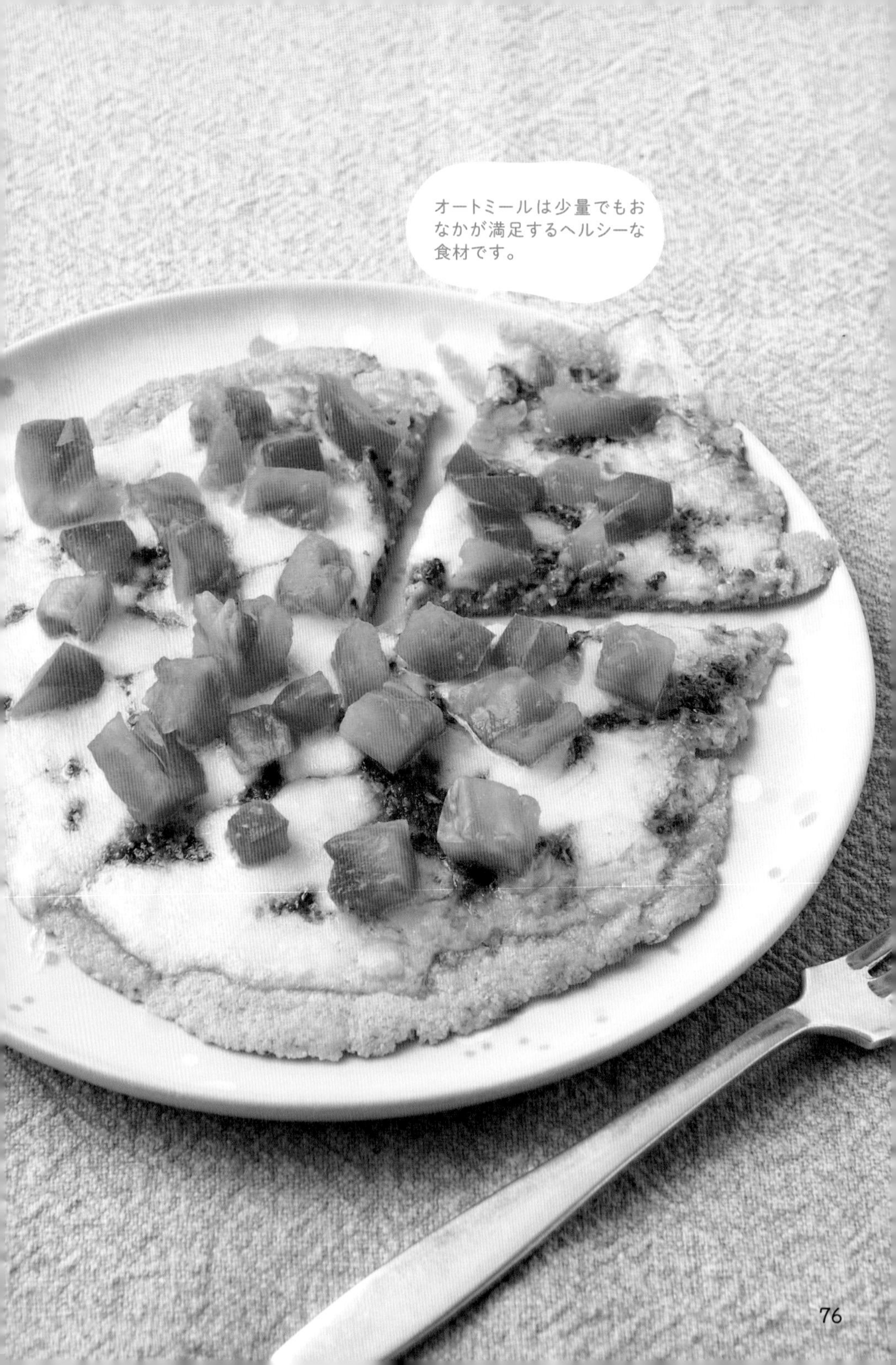
オートミールは少量でもおなかが満足するヘルシーな食材です。

小麦粉なしでもおいしいピザ生地に

オートミールのピザ

[材料 2人分(1枚)]

オートミール ····· 60g
モッツァレラチーズ ····· 50g
トマト ····· 小 1/2 個
A
粉チーズ ····· 10g
塩 ····· 少々
オリーブ油 ····· 小さじ 1
水 ····· 大さじ 3 〜

オリーブ油 ····· 小さじ 1
ジェノベーゼソース ····· 大さじ 1
材料と作り方は27ページを参照

[作り方]

1 オートミールはフードプロセッサー等で粉状にする。モッツァレラチーズは刻む。トマトはさいの目に切る。

2 ピザ生地を作る。オートミールとAを全体がまとまるように混ぜ、丸める。大きめに切ったクッキングシート2枚で丸めた生地を挟み、めん棒などで直径20cmくらいにのばす。フライパンにオリーブ油を入れて弱火で熱し、生地を焼く。片面を2分焼いたら、ひっくり返してさらに2分焼く。

3 オーブンを250°Cに温める。天板にクッキングシートを敷き、ピザ生地をのせる。ジェノベーゼソースをぬり、モッツァレラチーズをのせ、オーブンで5分ほど、チーズが溶けるまで焼く。仕上げにトマトをのせる。

《 1 人分 297kcal 》

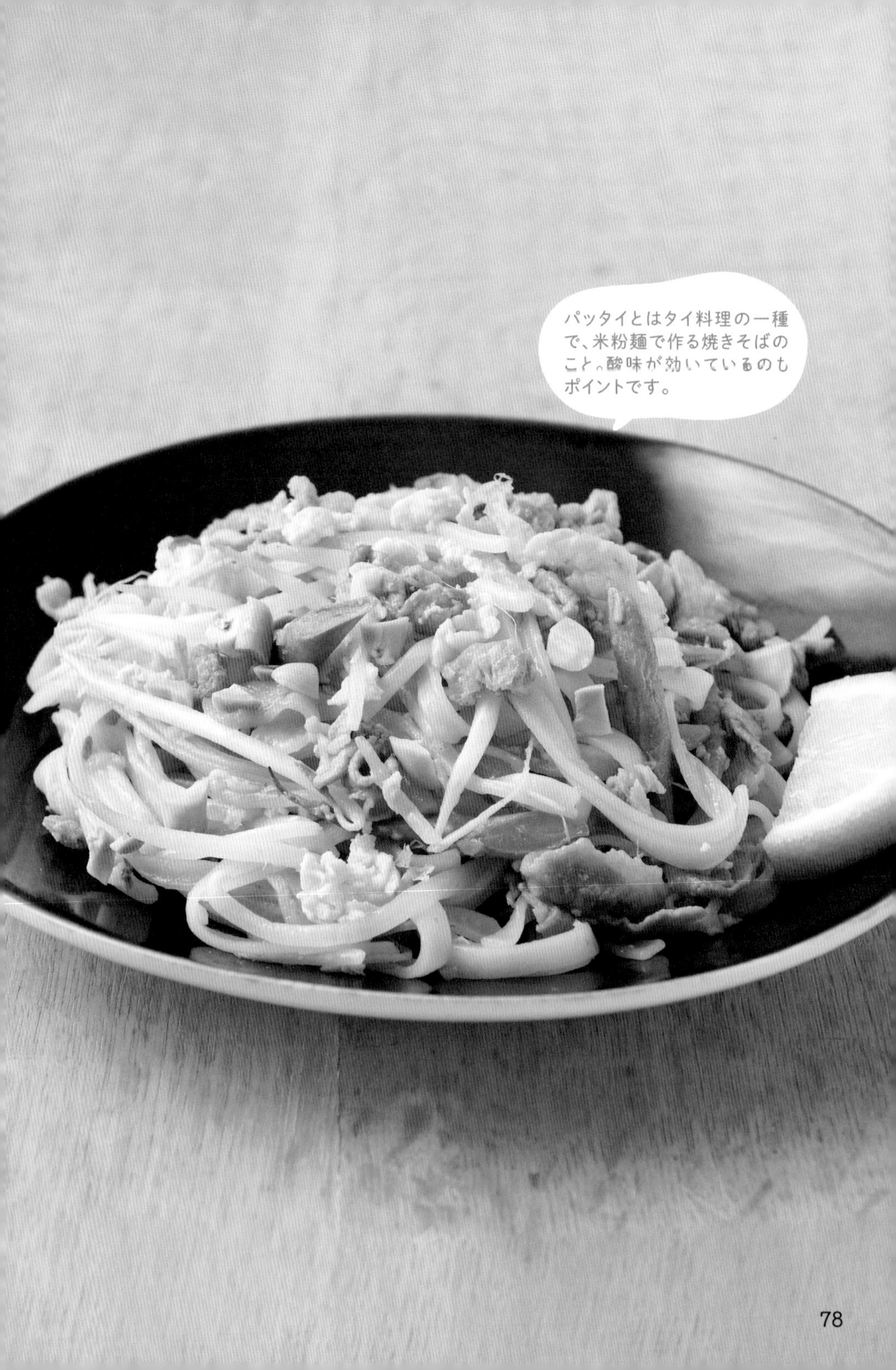
パッタイとはタイ料理の一種で、米粉麺で作る焼きそばのこと。酸味が効いているのもポイントです。

干しえびの旨味が効いています

豚肉のパッタイ

［材料 2人分］

ビーフン（乾）…… 150g
豚こま切れ肉 …… 100g
干しえび …… 大さじ1
しょうが …… 1/2 かけ
さやいんげん …… 4本
卵 …… 1個
もやし …… 100g

A
- ナンプラー …… 大さじ1
- 砂糖 …… 大さじ1
- オイスターソース …… 小さじ1
- 酢 …… 大さじ2

ねぎ油 …… 大さじ1
材料と作り方は27ページを参照
ピーナッツ …… 10粒
カットレモン …… 2切れ

［作り方］

1 ビーフンと干しえびは、それぞれたっぷりのぬるま湯でもどす。しょうがはみじん切りにする。いんげんは斜め切りにする。卵は割りほぐしておく。

2 フライパンにねぎ油の半量を中火で熱し、卵を炒って取り出す。

3 同じフライパンに残りのねぎ油を入れて弱火で熱してしょうがを炒め、香りが立ったら豚肉を加え、中火にする。肉の色が変わったらいんげんと干しえびを加え、さっと炒め、ビーフンを加え、ほぐしながら2分ほど炒める。Aを加えてビーフンに水分を吸わせ、炒り卵、もやしを加えて強火で1分ほど炒める。

4 器に盛り、刻んだピーナッツをふり、レモンを添える。

《1人分 589kcal》

ひとくちメモ

ビーフンは米粉でできているので、低FODMAP食品。小麦粉麺の代わりに食べられます。

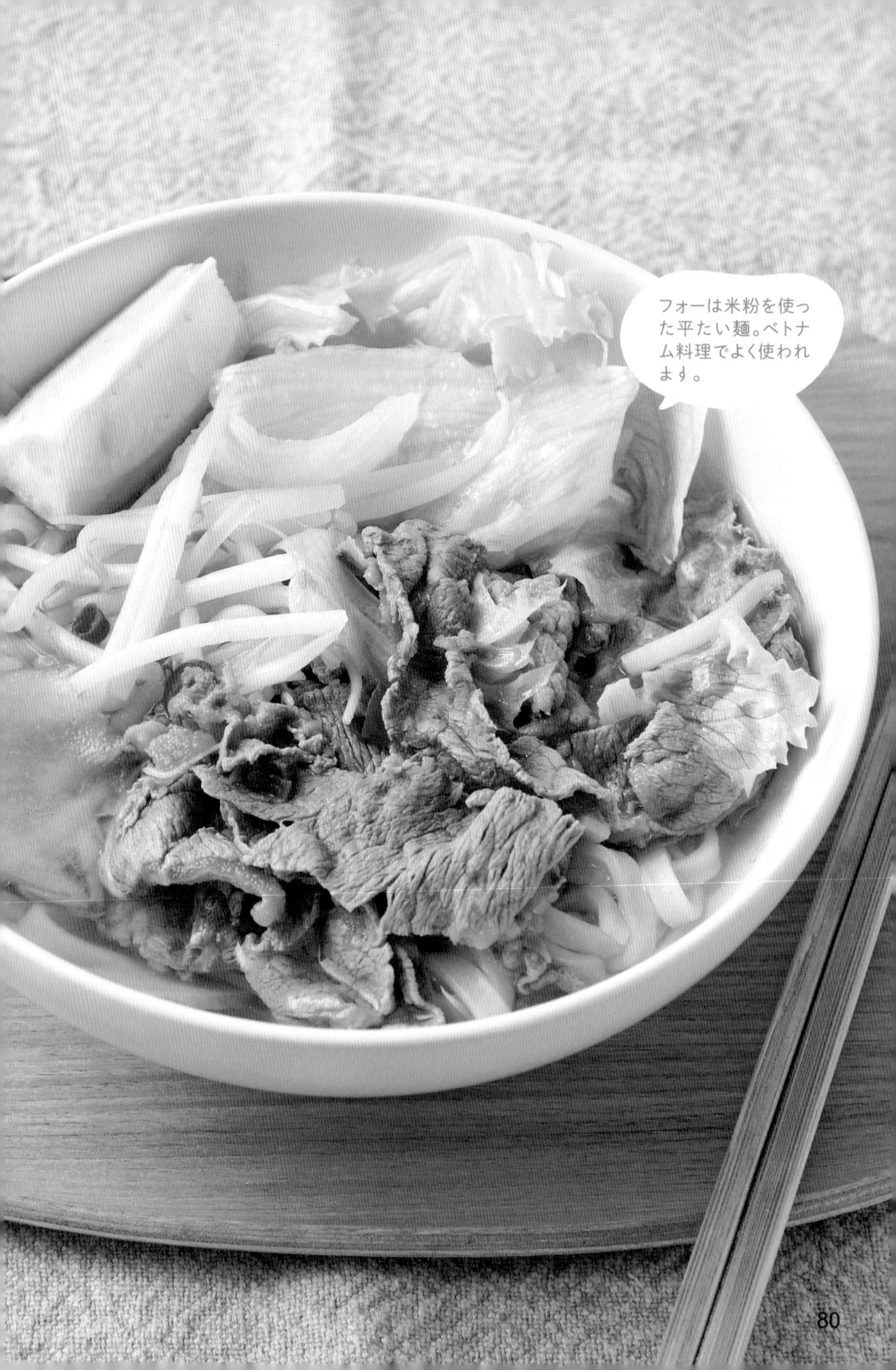
フォーは米粉を使った平たい麺。ベトナム料理でよく使われます。

最初はそのまま、途中でレモンをかけて味変を楽しんで！

牛肉のフォー

［材料 2人分］

フォー（乾）…… 120g
牛薄切り肉 …… 150g
煮干しだし …… 3カップ
　材料と作り方は27ページを参照
しょうが（薄切り）…… 3～4枚
もやし …… 1/2袋
ねぎ油 …… 小さじ1
　材料と作り方は27ページを参照

A
- ナンプラー …… 大さじ1と1/2
- 砂糖 …… 小さじ1
- 唐辛子（小口切り）…… 少々

レタス …… 2枚（60g）
カットレモン …… 2切れ

［作り方］

1 フォーは沸騰した湯で表示時間どおりにゆでて、ざるに上げ、水気をきって器に盛る。

2 鍋に煮干しだし、しょうがを入れて中火にかける。ふつふつしてきたら牛肉を加えて、肉の色が変わったら、だし汁は捨てずに肉だけざるに上げる。

3 ねぎ油とAを2の鍋に加え、煮立ったらアクを取り、もやしを入れてさっとゆでる。

4 フォーに牛肉とちぎったレタスをのせる。3をもやしごと注ぎ、レモンを添える。

《1人分 468kcal》

ひとくちメモ

汁そばを食べたいときも、小麦粉の麺の代わりに米粉麺を活用できます。フォー以外の米粉麺でもOK。

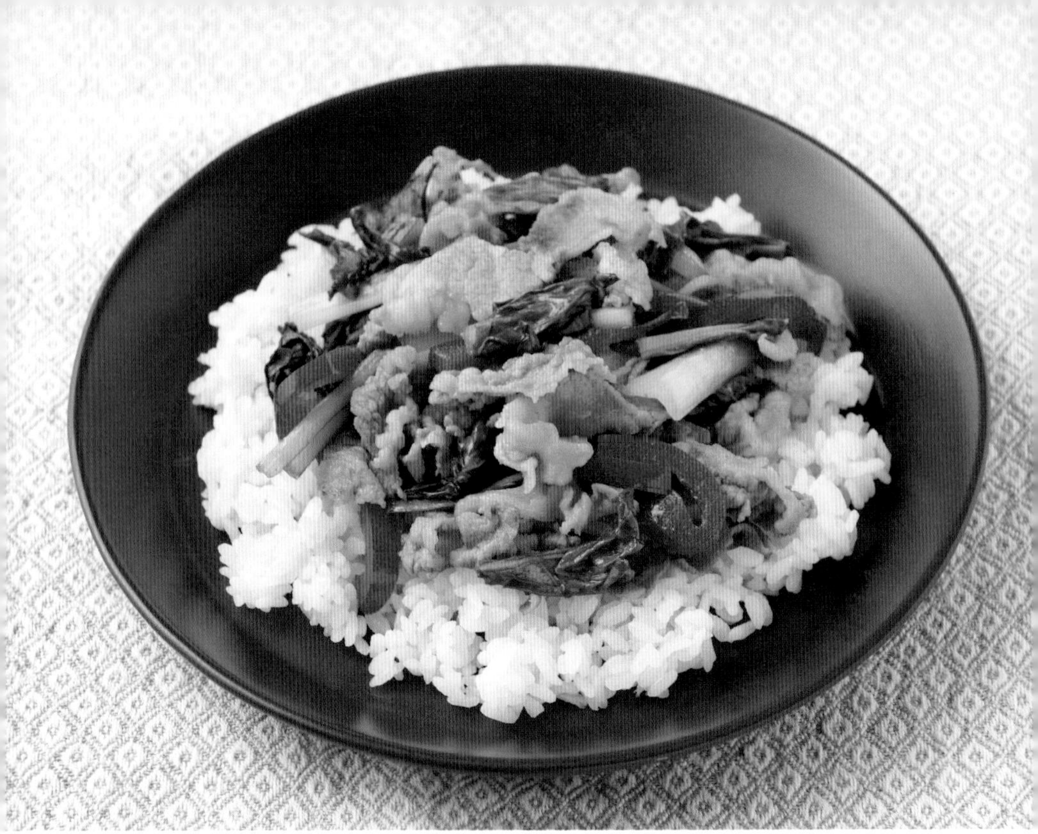

ごま油の風味がごはんにぴったり

豚肉と小松菜の炒め丼

［材料 2人分］

豚こま切れ肉 …… 150g
小松菜 …… 100g
パプリカ（赤） …… 1/4 個
ごま油 …… 大さじ 1
A 砂糖 …… 小さじ 1
A しょうゆ …… 大さじ 1/2
ごはん …… 300g

［作り方］

1 小松菜はざく切りに、パプリカは細切りにする。

2 フライパンにごま油を入れて中火で熱し、豚肉を炒める。肉の色が変わったら小松菜、パプリカを加え、2分ほど炒め合わせる。Aを入れて味を調える。

3 ごはんを器に盛り、2をのせる。

《 1人分 494kcal 》

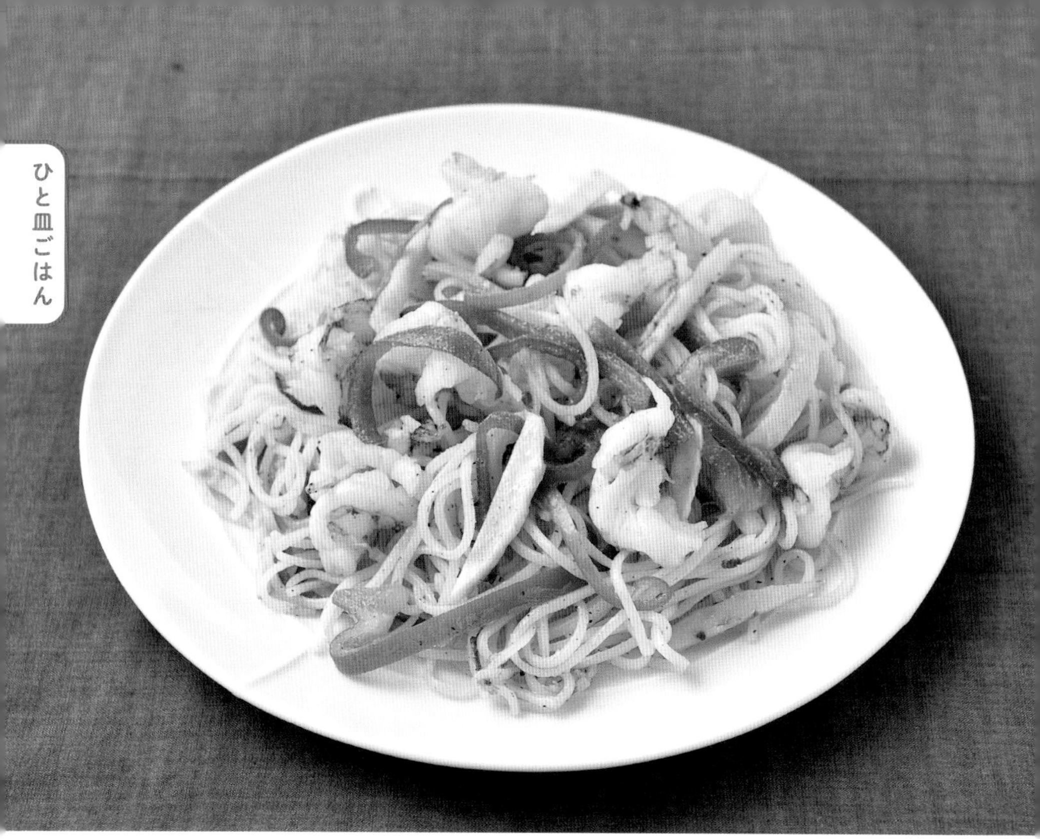

さっぱりだけどコクがあって大満足

ビーフンのえび塩焼きそば

［材料 2人分］

ビーフン（乾）…… 150g
むきえび …… 150g
ピーマン …… 2個
たけのこ（水煮）…… 50g
ねぎ油 …… 大さじ1
材料と作り方は27ページを参照
植物油 …… 大さじ1/2
塩 …… 小さじ1/3
こしょう …… 少々

［作り方］

1 ビーフンはかためにゆで、植物油を絡める。むきえびは大きければ厚みを半分に切る。ピーマンとたけのこは細切りにする。

2 フライパンにねぎ油を入れて中火で熱し、えびを入れ、白っぽくなったら、ピーマン、たけのこを加えて、しんなりするまで炒め、半量の塩、こしょうで味を調える。ビーフンを加え、2分ほど炒め合わせ、残りの塩、こしょうで味を調える。

《1人分 477kcal》

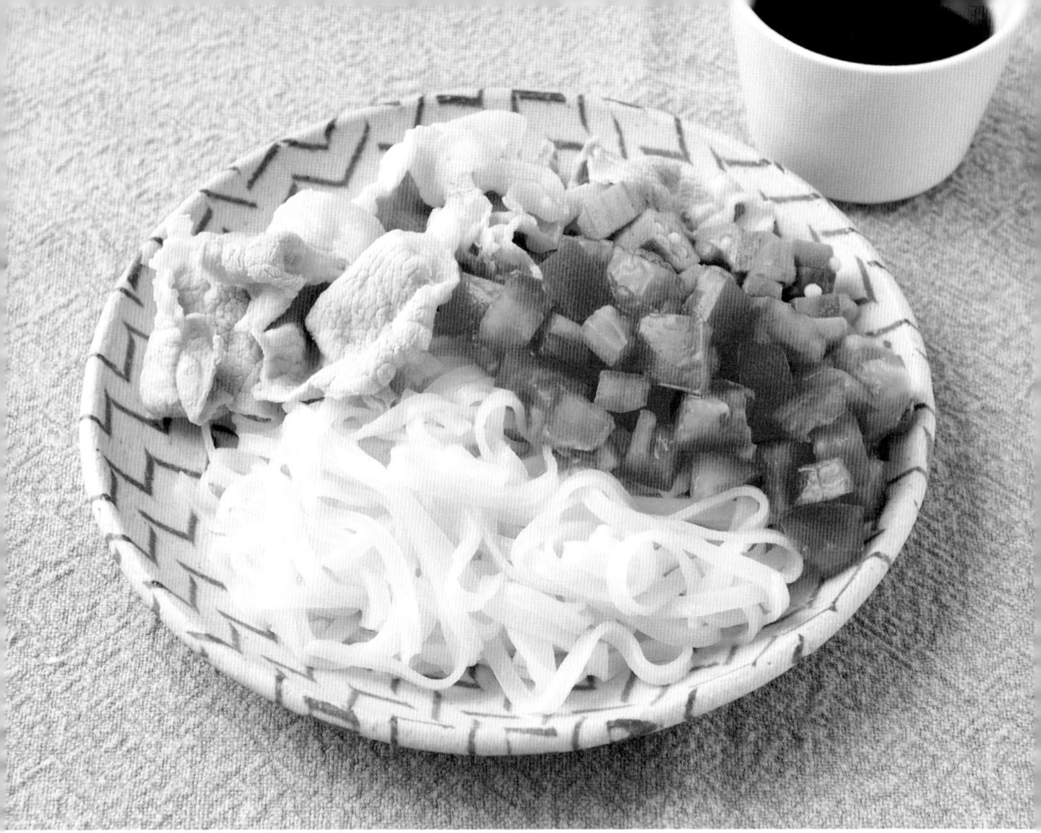

冷たい麺を温かいつけ汁でいただく

豚しゃぶつけ麺

[材料 2人分]

フォー（乾）…… 120g
豚しゃぶしゃぶ用肉 …… 150g
オクラ …… 4 本
トマト …… 1 個
煮干しだし …… 1 カップ
　材料と作り方は27ページを参照
A 砂糖 …… 小さじ 2
A しょうゆ …… 大さじ 2

[作り方]

1 フォーは表示時間どおりに、豚肉は色が変わるまで、それぞれ沸騰した湯でゆでてざるに上げ、水気をきる。オクラはさっとゆでて小口切りにする。トマトはさいの目に切る。

2 鍋に煮干しだし、Aを入れて、中火にかけて温める。

3 器にフォー、豚肉、オクラ、トマトを盛り合わせ、2のだしにつけていただく。

《 1 人分 420kcal 》

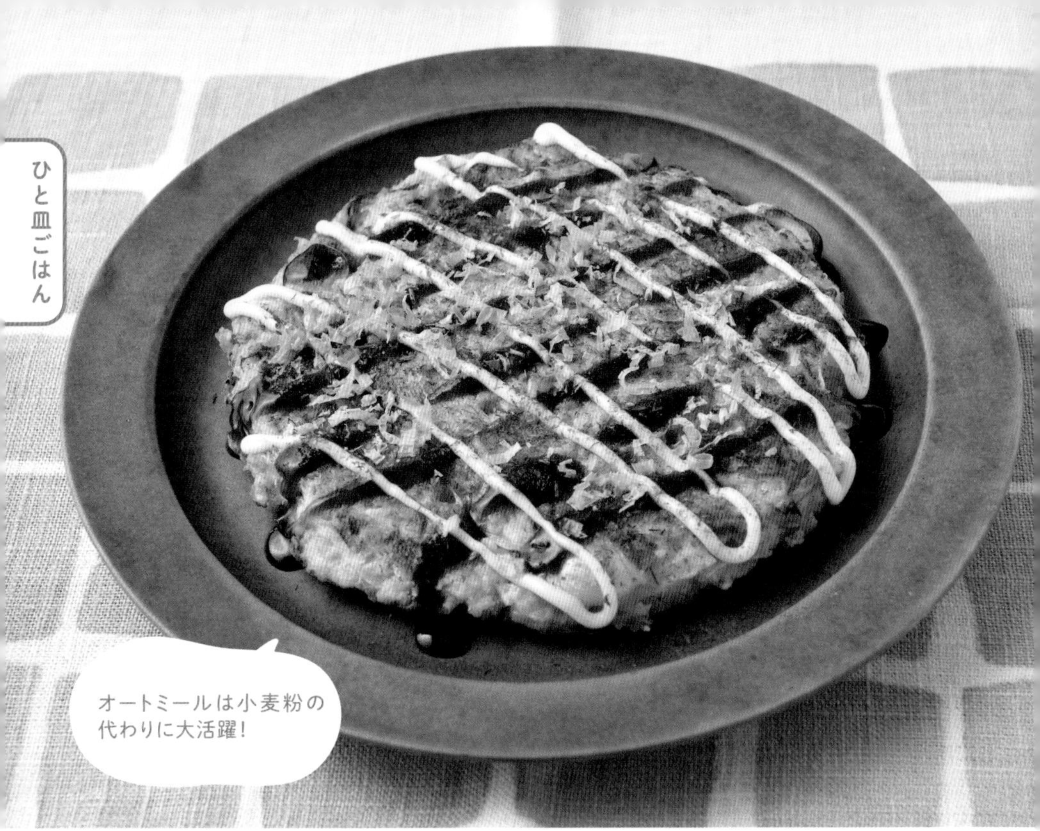

小麦粉を使わなくてもふんわり仕上がる

オートミールのシーフードお好み焼き

［材料 2人分］

オートミール ····· 80g
じゃがいも ····· 100g
キャベツ ····· 100g
卵 ····· 2個
桜えび ····· 10g
煮干しだし ····· 1/2カップ
　材料と作り方は27ページを参照
シーフードミックス（冷凍）····· 100g
植物油 ····· 大さじ1
オイスターソース、マヨネーズ、
青のり、削り節 ····· 各適量

［作り方］

1 オートミールに、すりおろしたじゃがいも、千切りにしたキャベツ、卵、桜えび、煮干しだしを入れて混ぜ合わせ、解凍したシーフードミックスを加えてさらに混ぜる。

2 フライパンに植物油の半量を入れ中火で熱し、1の半量を流し入れて3～4分焼き、ひっくり返して2～3分焼く。もう1枚も同様に焼く。器に盛り、オイスターソース、マヨネーズ、青のり、削り節をトッピングする。

《1人分 388kcal》

何もしたくないときのお助け料理

火を使わずにできる

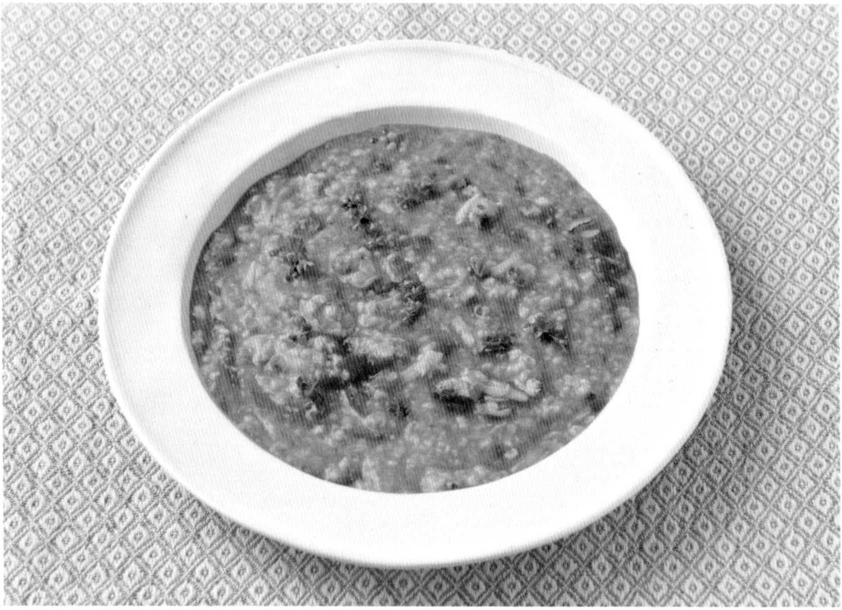

オートミールのあさりリゾット

［材料 1人分］

A
- オートミール …… 30g
- トマト水煮缶 …… 1/4 缶（100g）
- あさり水煮缶 …… 1/2 缶（65g）
- 粉チーズ …… 小さじ 2
- 水 …… 3/4 カップ
- 塩 …… 小さじ 1/5
- ローリエ …… 1 枚

粗びきこしょう …… 少々
パセリ …… 少々

［作り方］

1 耐熱ボウルにAを入れ、まんべんなく混ぜ、ふんわりとラップをして電子レンジで3分加熱する。

2 器に1を盛り、粗びきこしょう、みじん切りにしたパセリをふる。

《 1人分 211kcal 》

※トマト缶とあさり缶の残りはそれぞれ保存袋に移して、平らにして冷凍するとよい。

時間がないとき、体調がすぐれないときは、
料理をする気にもなれませんよね。そんなときは缶詰や冷凍野菜が便利。
包丁も使わず、レンジ加熱だけで簡単に
おいしくできる低FODMAPメニューを紹介します。

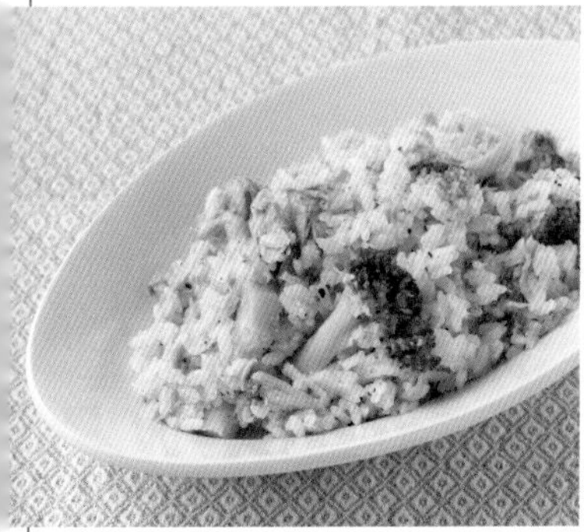

ツナとブロッコリーのレンチンピラフ風

[材料 1人分]

ツナ缶 …… 1缶(70g)
冷凍ブロッコリー …… 80g
マヨネーズ …… 大さじ1
ごはん …… 150g
塩 …… 少々
粗びきこしょう …… 少々

[作り方]

1 耐熱ボウルにツナ、ブロッコリー、マヨネーズを入れて、ふんわりとラップをして電子レンジで2分30秒加熱して、全体を混ぜ合わせる。

2 1にごはんを加えて混ぜ、ラップをかけずに、電子レンジで1分加熱する。全体を混ぜ、塩で味を調え、粗びきこしょうをふる。

《 1人分 529kcal 》

さば缶とほうれん草丼

[材料 1人分]

さば水煮缶 …… 1/2缶(95g)
冷凍ほうれん草 …… 80g
しょうゆ …… 少々
ごはん …… 150g
きざみのり …… 適量

[作り方]

1 耐熱皿にさば、ほうれん草を入れて、ふんわりとラップをして電子レンジで2分加熱し、全体を混ぜ合わせたら、しょうゆで味を調える。

2 1をごはんにのせ、きざみのりを散らす。

《 1人分 419kcal 》

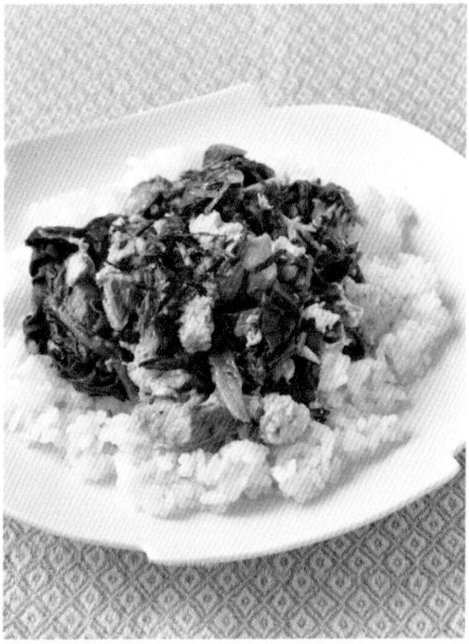

※さば缶の残りは保存袋に移して、平らにして冷凍するとよい。

保存ができるので、週末に作りおきしておくと便利です。

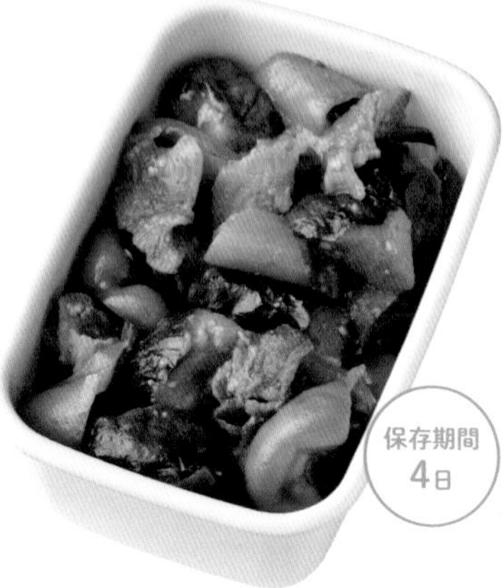

保存期間 4日

甘辛のみそ味でごはんがすすみます

なべしぎ

［材料 作りやすい分量］

なす …… 3本
ピーマン …… 3個
豚バラ肉 …… 60 g
植物油 …… 大さじ 1
A
- 砂糖 …… 大さじ1と 1/2
- みそ …… 大さじ1と 1/2
- みりん …… 大さじ1
- 酒 …… 大さじ1

［作り方］

1 なす、ピーマンは乱切りにする。豚肉は2cm幅に切る。

2 フライパンに植物油を入れて中火で熱し、豚肉を炒め、脂が出てきたらなす、ピーマンの順に加えて、なすがしんなりするまで炒める。Aを加えて、全体がなじむまで炒める。

《 全量 507kcal 》

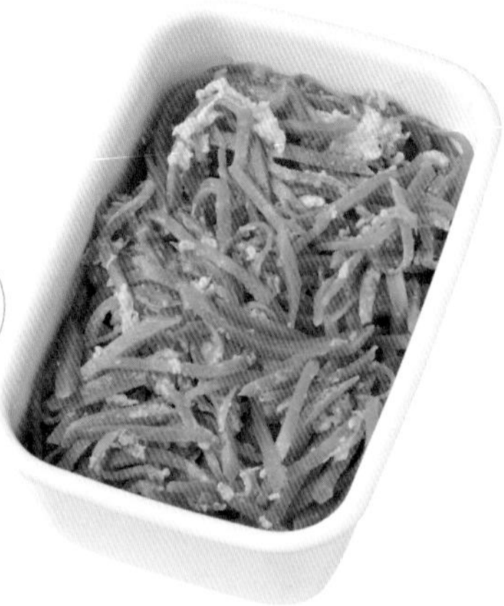

保存期間 4日

千切りにんじんと炒り卵で作る沖縄料理

しりしり

［材料 作りやすい分量］

にんじん …… 大 1 本 (200g)
A
- 煮干しだし …… 大さじ1
  材料と作り方は27ページを参照
- 砂糖 …… 小さじ1
- しょうゆ …… 小さじ2

卵 …… 1 個
植物油 …… 大さじ1

［作り方］

1 にんじんは千切りにする。卵は割りほぐしておく。

2 フライパンに植物油を入れて中火で熱し、にんじんを炒め、しんなりしたらAを加えてなじませるようにしてさらに炒める。卵を回し入れて、全体になじむように炒め合わせる。

《 全量 247kcal 》

シャキシャキ野菜の定番サラダ

コールスロー

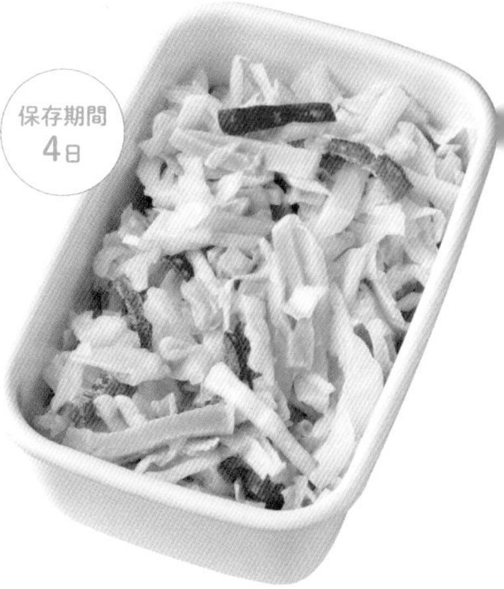

保存期間
4日

［材料 作りやすい分量］

キャベツ …… 1/2個（400g）
パプリカ（赤）…… 1/2個
塩 …… 野菜の重量の 1%
ハム …… 2枚
マヨネーズ …… 大さじ3

［作り方］

1 キャベツは千切り、パプリカは細切りにし、塩もみし水気をしぼる。ハムは細切りにする。

2 ボウルに1を入れて混ぜたら、マヨネーズで和える。

《 全量 386kcal 》

酸味と辛味があとひくおいしさ

ラーパーツァイ

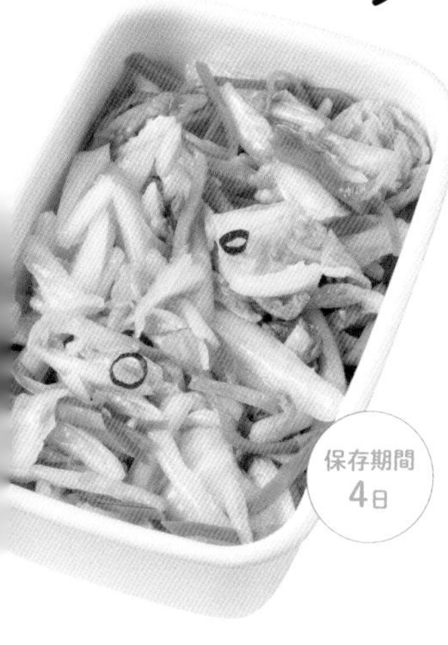

保存期間
4日

［材料 作りやすい分量］

白菜 …… 1/8個（300g）
にんじん …… 4cm（50g）
塩 …… 野菜の重量の 1%
A 砂糖 …… 大さじ2
A 塩 …… 小さじ1/2
A 酢 …… 大さじ3
ごま油 …… 大さじ2
赤唐辛子 …… 1本

［作り方］

1 白菜は、葉はざく切りに、軸は棒状に切る。にんじんは千切りに、赤唐辛子は小口切りにする。A を混ぜ合わせて甘酢を作る。

2 白菜、にんじんに塩をふってしんなりさせ、水気をしぼったら、甘酢に漬ける。

3 フライパンに油と赤唐辛子を入れ、弱火で煙が立つくらいまで熱し、2の上から回しかけて和える。

《 全量 352kcal 》

サラダ感覚で食べられるお漬物

きゅうり、かぶの浅漬け

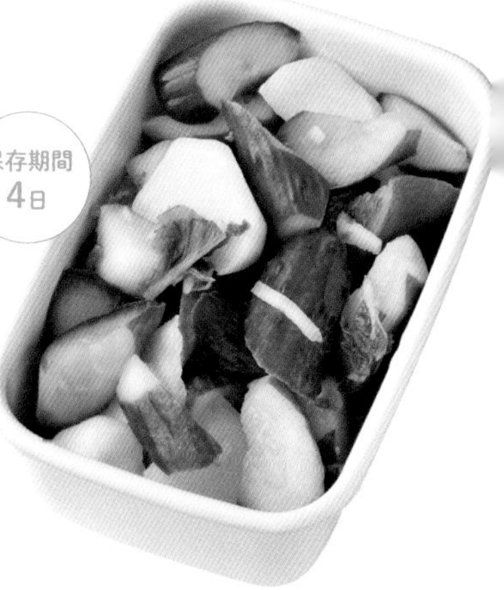

保存期間
4日

［材料 作りやすい分量］

きゅうり …… 2本
かぶ（葉も）…… 2個
塩 …… 野菜の重量の1%
しょうが …… 小1かけ
酢 …… 大さじ1

［作り方］

1 きゅうり、かぶの根は乱切りにする。かぶの葉はざく切り、しょうがは千切りにする。

2 きゅうり、かぶに塩をふってしんなりさせ、水気をしぼったら、しょうが、酢を加えて和える。《 全量 59kcal 》

野菜を塩もみしたり、レンジ蒸ししたりして「半作りおき」に。
お好みの調味料をかけてそのまま食べてもいいですし、
アレンジもできるので1品で3種の料理が楽しめます。

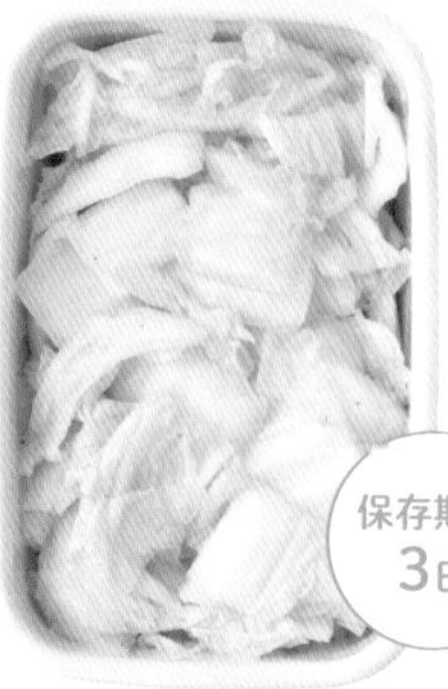

保存期間
3日

塩もみ白菜

[材料 作りやすい分量]

白菜 …. 1/8 個 (300g)
塩 …. 白菜の重量の 1%

[作り方]

1 白菜をざく切りにし、塩でもむ。

《 全量 39kcal 》

アレンジ 1

白菜としらすの和え物

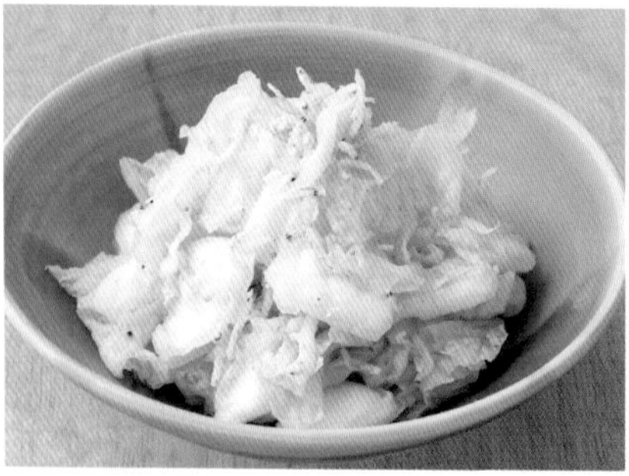

[材料 2人分]

塩もみ白菜 …. 150g
しらす干し …. 20g
酢 …. 小さじ 2

[作り方]

1 白菜としらすを混ぜ合わせ、酢で和える。

《 1 人分 22kcal 》

アレンジ 2

豚肉と白菜の炒め物

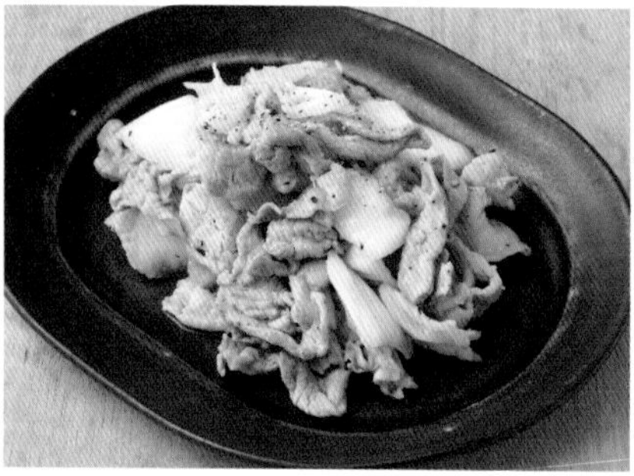

[材料 2人分]

塩もみ白菜 …. 150g
豚こま切れ肉 …. 150g
ごま油 …. 小さじ 2
しょうゆ …. 小さじ 1/4
粗びきこしょう …. 少々

[作り方]

1 豚肉は食べやすい大きさに切る。

2 フライパンにごま油を入れて中火で熱し、豚肉を炒める。肉の色が変わったら、白菜を加え、2分ほど炒め合わせる。しょうゆで味を調え、粗びきこしょうをふる。

《 1 人分 232kcal 》

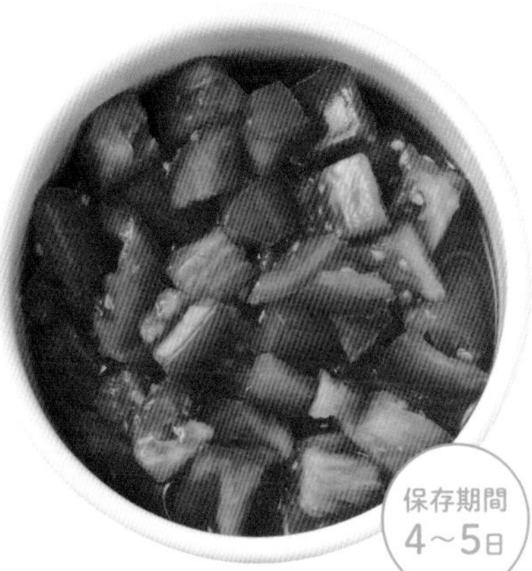

保存期間
4～5日

塩トマト

[材料 作りやすい分量]

トマト …. 大 2 個（400g）
砂糖、塩 …. トマトの重量の 1.5%

[作り方]

1 トマトは1.5cmの角切りにする。

2 1のトマトに塩、砂糖をふり、なじませる。

《 全量 103kcal 》

アレンジ 1 スクランブルエッグ 塩トマトソース

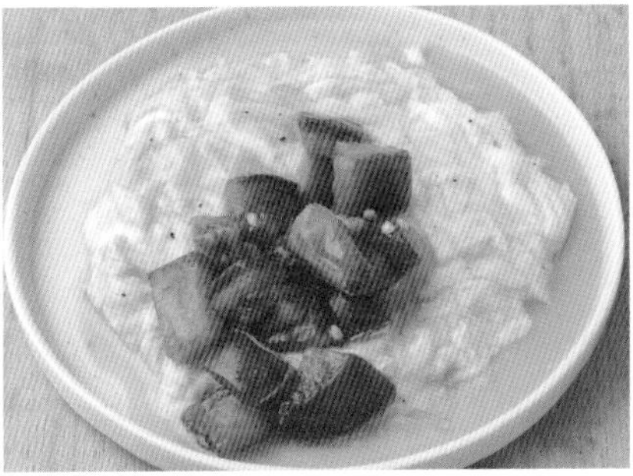

[材料 2人分]

塩トマト …. 100g
卵 …. 4 個
バター …. 大さじ 1
塩、こしょう …. 各少々

[作り方]

1 ボウルに卵を割りほぐし、塩、こしょうを加える。

2 フライパンにバターを入れて中火で熱し、バターが溶けかけたところに1を入れて、大きくかき混ぜる。卵が半熟状になったら、火を止める。

3 器に2を盛り、塩トマトを添える。

《 1 人分 197kcal 》

アレンジ 2 カプレーゼ

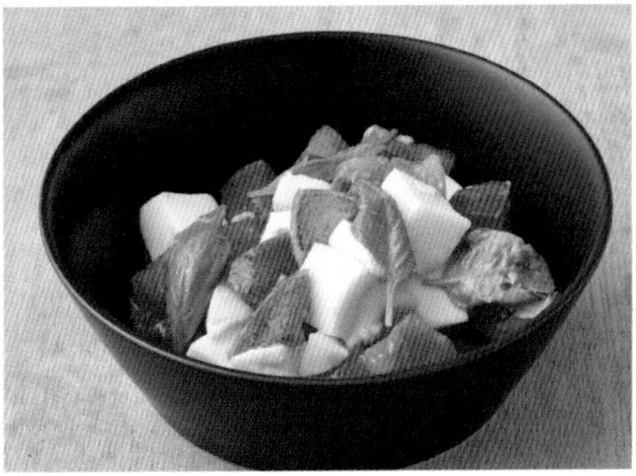

[材料 2人分]

塩トマト …. 150g
モッツァレラチーズ …. 100g
オリーブ油 …. 大さじ 1
バジル …. 適量

[作り方]

1 モッツァレラチーズはさいの目に切る。

2 塩トマトと1を混ぜ合わせ、オリーブ油で和える。

3 器に盛り、バジルを添える。

《 1 人分 208kcal 》

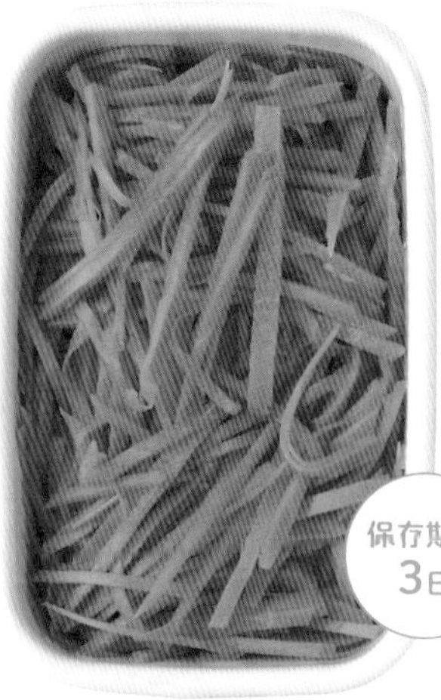

保存期間
3日

塩もみにんじん

[材料 作りやすい分量]

にんじん …… 2本(450g)
塩 …… にんじんの重量の1%

[作り方]

1 にんじんを千切りにし、塩でもむ。

《 全量 138kcal 》

アレンジ 1

キャロットラペ

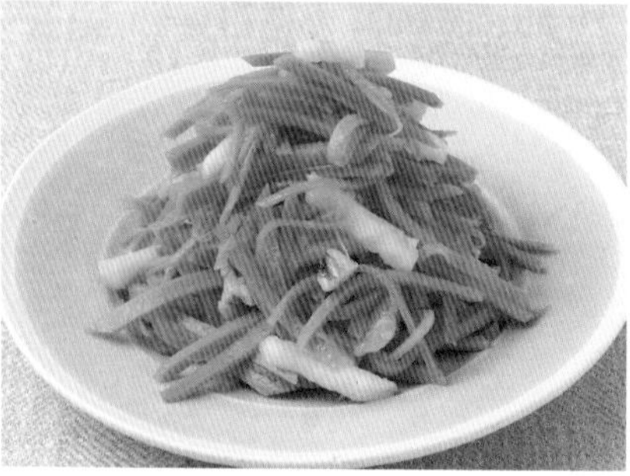

[材料 2人分]

塩もみにんじん …… 150g
カットパイナップル …… 60g
くるみ …… 2かけ
A
- カレー粉 …… 少々
- オリーブ油 …… 小さじ2
- 砂糖 …… 小さじ1/2
- 酢 …… 小さじ1
- 塩 …… 少々

[作り方]

1 パイナップルは細切りにする。くるみは耐熱皿に入れてラップをせずに電子レンジで1分加熱し、刻む。

2 にんじんと1を混ぜ、Aで和える。

《 1人分 122kcal 》

アレンジ 2

にんじんのナムル

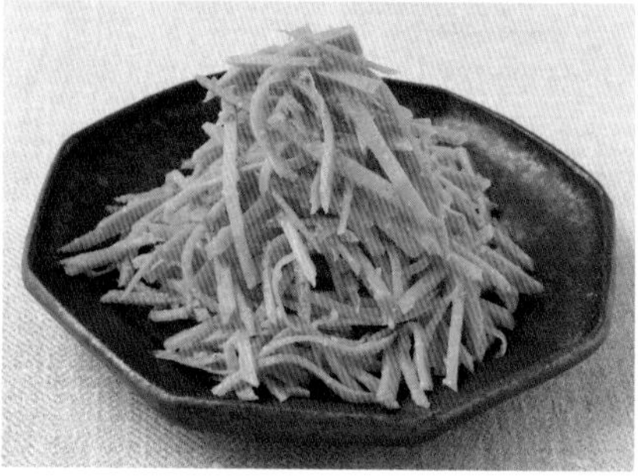

[材料 2人分]

塩もみにんじん …… 150g
ねぎ油 …… 大さじ1
材料と作り方は27ページを参照
すりごま …… 大さじ1
しょうゆ …… 小さじ1

[作り方]

1 材料をすべて混ぜ合わせる。

《 1人分 87kcal 》

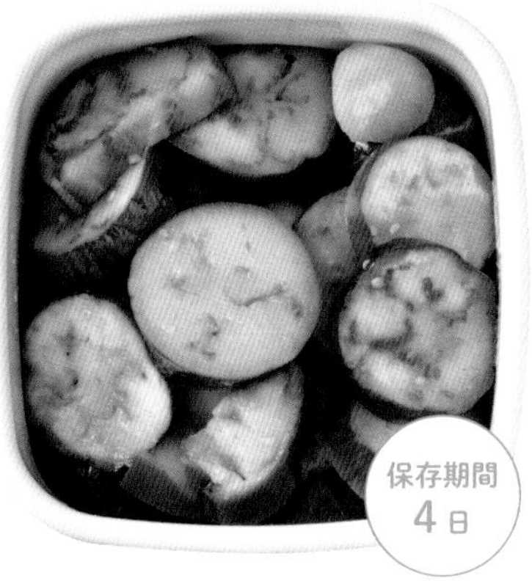

保存期間 4日

レンジ蒸しなす

［材料 作りやすい分量］

なす …… 4本
植物油 …… 大さじ2

［作り方］

1 なすは1cmの輪切りにする。太い部分はさらに半分に切る。

2 耐熱ボウルになすを入れ、植物油を絡める。ラップをして電子レンジで4分加熱し、全体を和えたら、さらに2分加熱する。

《全量 263kcal》

アレンジ1

なすのナムル

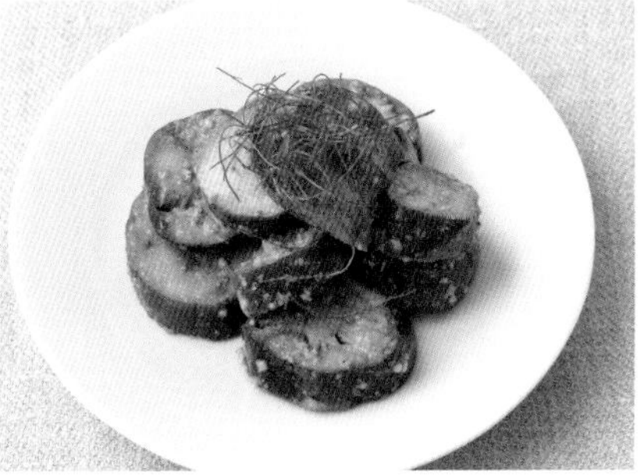

［材料 2人分］

レンジ蒸しなす …… 2本分
A ┌ 砂糖 …… 小さじ1/2
　│ しょうゆ …… 小さじ2
　│ すりごま …… 大さじ1
　└ ラー油 …… 少々
糸唐辛子 …… 少々

［作り方］

1 Aを混ぜ合わせ、なすを加えて、全体を和える。

2 1を器に盛り、糸唐辛子を添える。

《1人分 103kcal》

アレンジ2

なすのポン酢和え

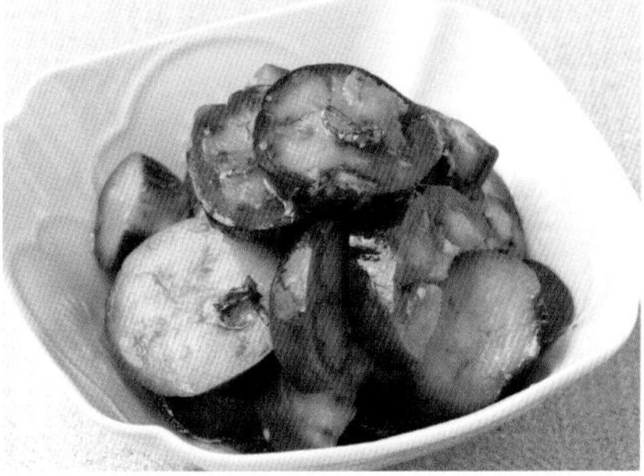

［材料 2人分］

レンジ蒸しなす …… 2本分
しそ …… 1枚
ポン酢しょうゆ …… 大さじ1

［作り方］

1 しそは千切りにする。

2 なすとしそを混ぜ、ポン酢しょうゆで和える。

《1人分 71kcal》

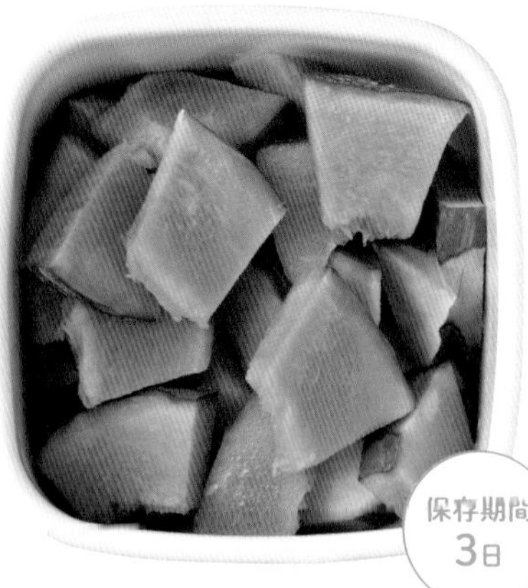

保存期間
3日

レンジ蒸しかぼちゃ

［材料 作りやすい分量］

かぼちゃ …… 350g

［作り方］

1 かぼちゃは、皮をところどころむき、厚さ1cmのいちょう切りにする。

2 1を水にくぐらせ、耐熱ボウルに入れ、落としぶた状にラップをする。その上にさらにふんわりとラップをして、電子レンジで4分加熱し、5分蒸らす。

《 全量 234kcal 》

アレンジ1

かぼちゃとハムのサラダ

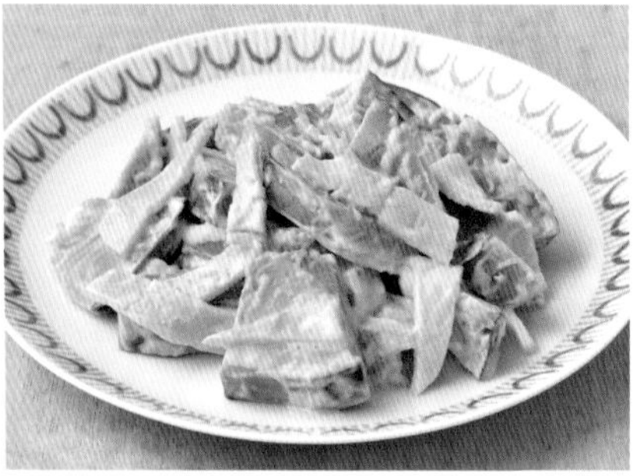

［材料 2人分］

レンジ蒸しかぼちゃ …… 150g
ハム …… 1枚
マヨネーズ …… 大さじ1

［作り方］

1 ハムは幅1cmに切る。

2 ハムとかぼちゃを混ぜて、マヨネーズで和える。

《 1人分 109kcal 》

アレンジ2

かぼちゃのバターしょうゆ炒め

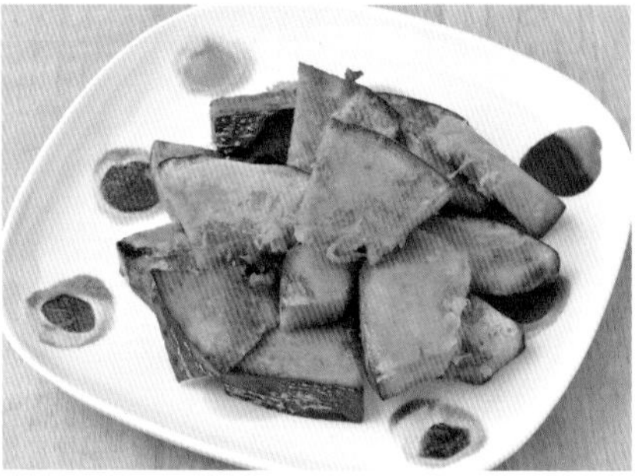

［材料 2人分］

レンジ蒸しかぼちゃ …… 150g
バター …… 小さじ1
しょうゆ …… 小さじ1

［作り方］

1 フライパンにバターを入れて中火で熱し、かぼちゃを入れて2分ほど炒める。しょうゆを回し入れて、全体になじむように炒める。

《 1人分 75kcal 》

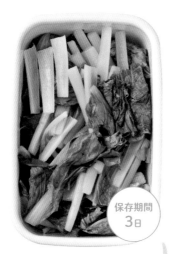

レンチン小松菜

[材料 作りやすい分量]

小松菜 …. 1 把 (300g)
水 …. 大さじ1

[作り方]

1 小松菜は5cmの長さに切る。

2 茎を下、葉を上にしてラップの上にのせ、水をふり、包む。電子レンジで3分加熱する。

《 全量 39kcal 》

アレンジ 1

小松菜の煮浸し

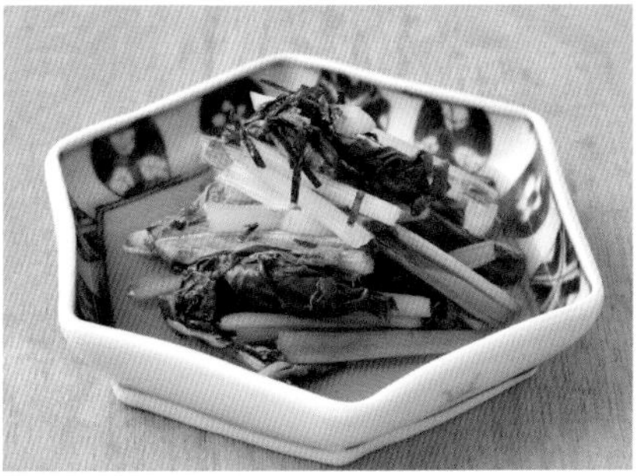

[材料 2人分]

レンチン小松菜 …. 1/2 把分
煮干しだし …. 1/4 カップ
　材料と作り方は27ページを参照
しょうゆ …. 小さじ1
砂糖 …. 小さじ 1/2
きざみのり …. 少々

[作り方]

1 鍋に煮干しだし、しょうゆ、砂糖を入れて中火にかける。煮立ったら小松菜を加え、さっと煮る。

2 1を器に盛り、きざみのりをのせる。

《 1人分 16kcal 》

アレンジ 2

小松菜のカレー炒め

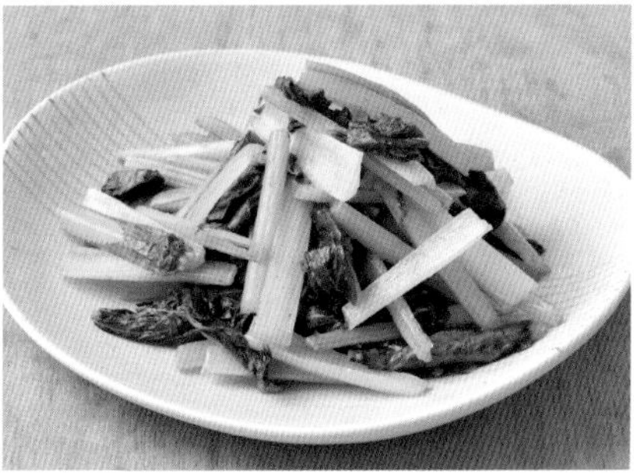

[材料 2人分]

レンチン小松菜 …. 1/2 把分
バター …. 大さじ 1/2
カレー粉 …. 小さじ 1/4
塩 …. 少々

[作り方]

1 フライパンにバターを入れ、中火で熱し、バターが溶けかけたらカレー粉を加える。カレー粉がなじんだら小松菜を加えて1分ほど炒め、塩で味を調える。

《 1人分 32kcal 》

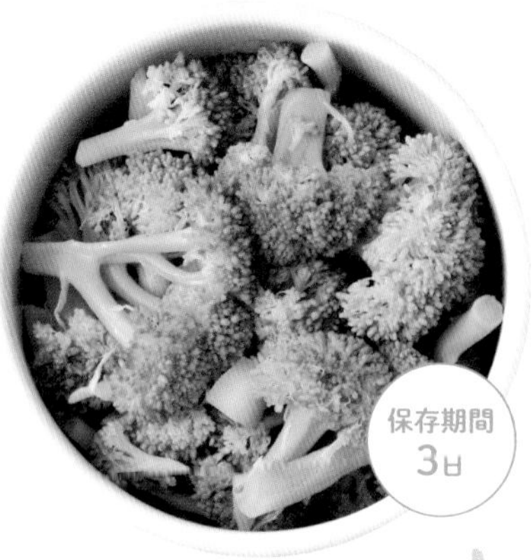

蒸しブロッコリー

［材料 作りやすい分量］

ブロッコリー …… 1 株（300g）
塩 …… ブロッコリーの重量の 1%
水 …… 1/4 カップ

［作り方］

1 ブロッコリーは小房に分け、茎は食べやすい長さに切る。

2 フライパンに1を入れ、塩をふり、水を回し入れる。ふたをして中火にし、ふつふつしてきたら2～3分ほど蒸し煮にする。途中、水がなくなったら適宜足す。

《 全量 111kcal 》

アレンジ 1

ブロッコリーのからし和え

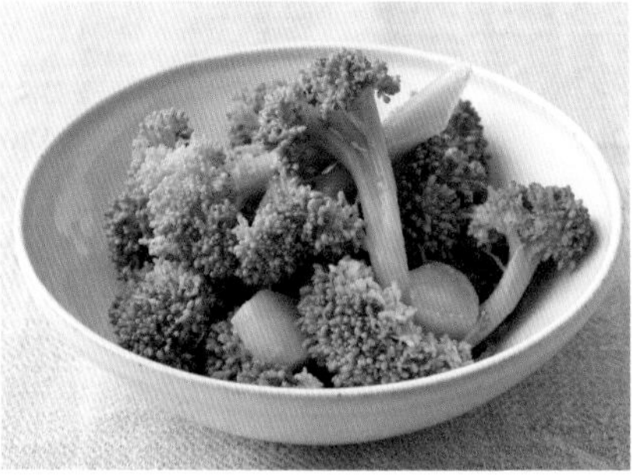

［材料 2人分］

蒸しブロッコリー …… 1/2 株分
練りからし …… 小さじ 1/4
しょうゆ …… 小さじ 1
砂糖 …… 小さじ 1/2

［作り方］

1 からしをしょうゆで溶いてから、砂糖を加えてなじませる。

2 ブロッコリーを1で和える。

《 1 人分 35kcal 》

アレンジ 2

ブロッコリーとほたてのマヨ和え

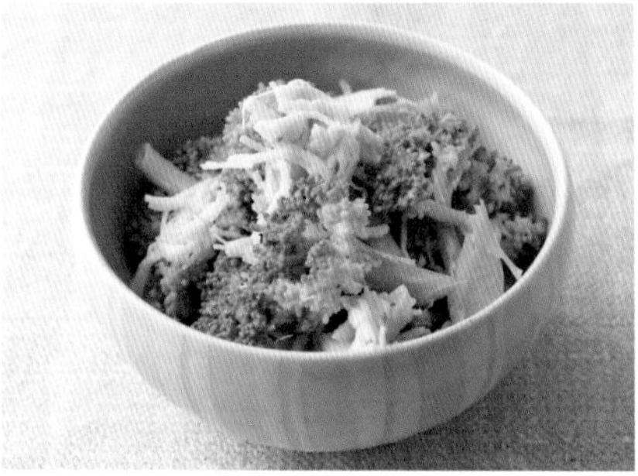

［材料 2人分］

蒸しブロッコリー …… 1/2 株分
ほたて貝柱の缶詰（ほぐし）…… 1 缶（65g）
マヨネーズ …… 大さじ 1

［作り方］

1 ブロッコリーとほたてを汁ごと混ぜて、マヨネーズで和える。

《 1 人分 96kcal 》

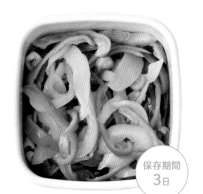

保存期間
3日

レンジ蒸しピーマン

[材料 作りやすい分量]

ピーマン、カラーピーマン
　…… 全部で 4 ～ 5 個分 (300g)
塩 …… 野菜の重量の 1%

[作り方]

1 ピーマンは細切りにする。

2 耐熱ボウルにピーマンと塩を入れ、ラップをして電子レンジで3分加熱する。

《 全量 72kcal 》

アレンジ 1

ピーマンのおかか和え

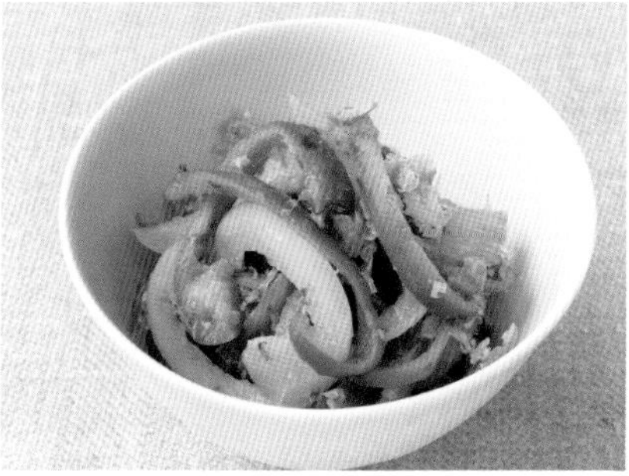

[材料 2人分]

レンジ蒸しピーマン …… 150g
しょうゆ …… 小さじ 1
削り節 …… 小 1 袋 (3g)

[作り方]

1 材料をすべて混ぜ合わせる。

《 1 人分 25kcal 》

アレンジ 2

ピーマンのひき肉炒め

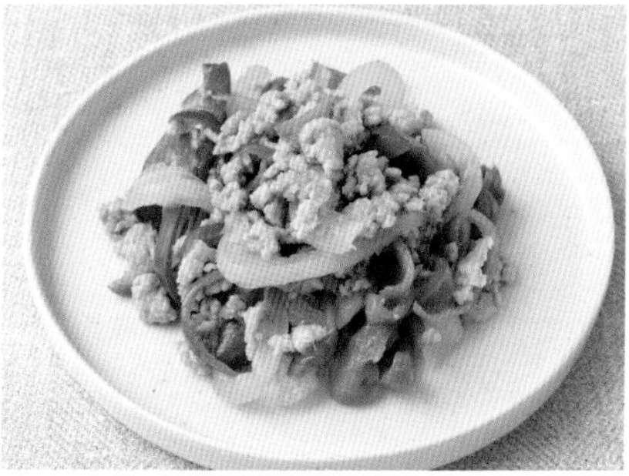

[材料 2人分]

レンジ蒸しピーマン …… 150g
鶏ひき肉 …… 100g
ごま油 …… 小さじ 2
オイスターソース …… 小さじ 1

[作り方]

1 フライパンにごま油を入れて中火で熱し、ひき肉を炒める。肉の色が変わったらピーマンを加え、さっと炒める。

2 オイスターソースで味を調える。

《 1 人分 142kcal 》

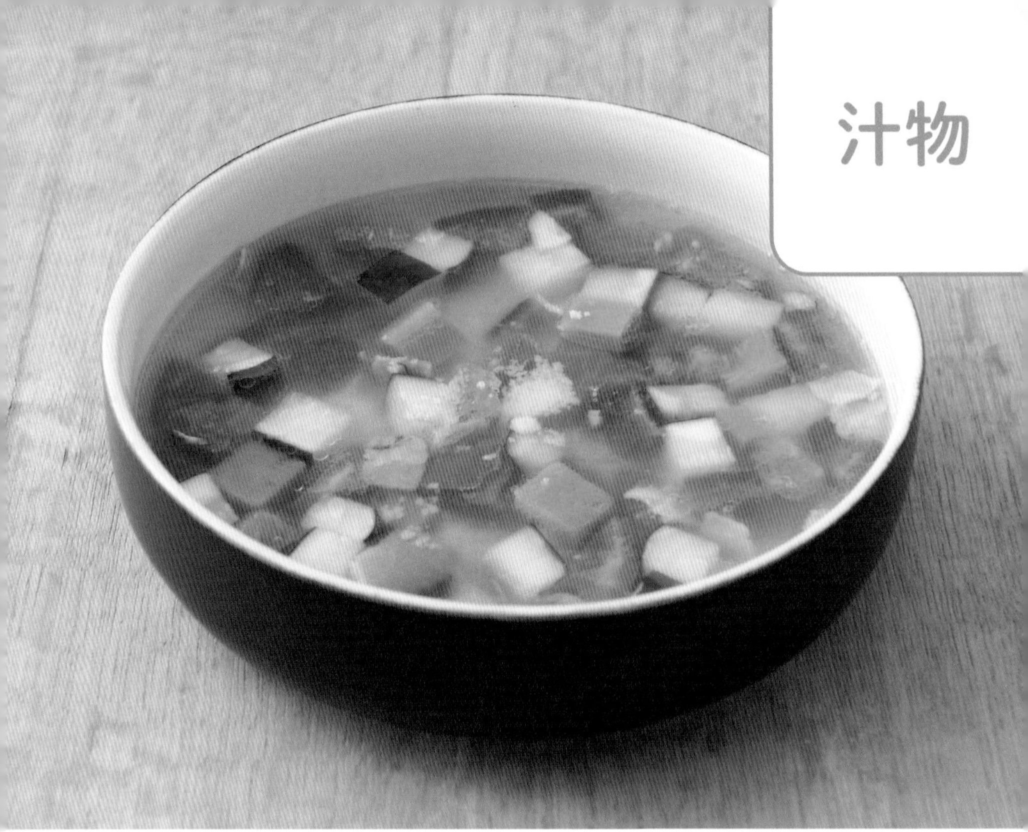

トマトベースの具だくさんスープ

ミネストローネ

［材料 2人分］

ベーコン……1枚
ズッキーニ……1/4本
かぼちゃ……50g
トマト……1/2個
ガーリックオイル……小さじ2
　材料と作り方は27ページを参照
水……2カップ
塩、こしょう……各少々
粉チーズ……適量

［作り方］

1 ベーコンは5㎜幅に切る。ズッキーニ、かぼちゃ、トマトはさいの目切りにする。

2 フライパンにガーリックオイルを入れて弱火で熱し、ベーコンを炒めて脂が出てきたら、ズッキーニ、かぼちゃを2分ほど炒める。水を加えて、煮立ったらふたをして、5分ほど煮る。

3 かぼちゃに火が通ったら、トマトを加え、さっと煮て、塩で味を調える。

4 器に盛り、こしょう、粉チーズをふる。

《1人分 115㎉》

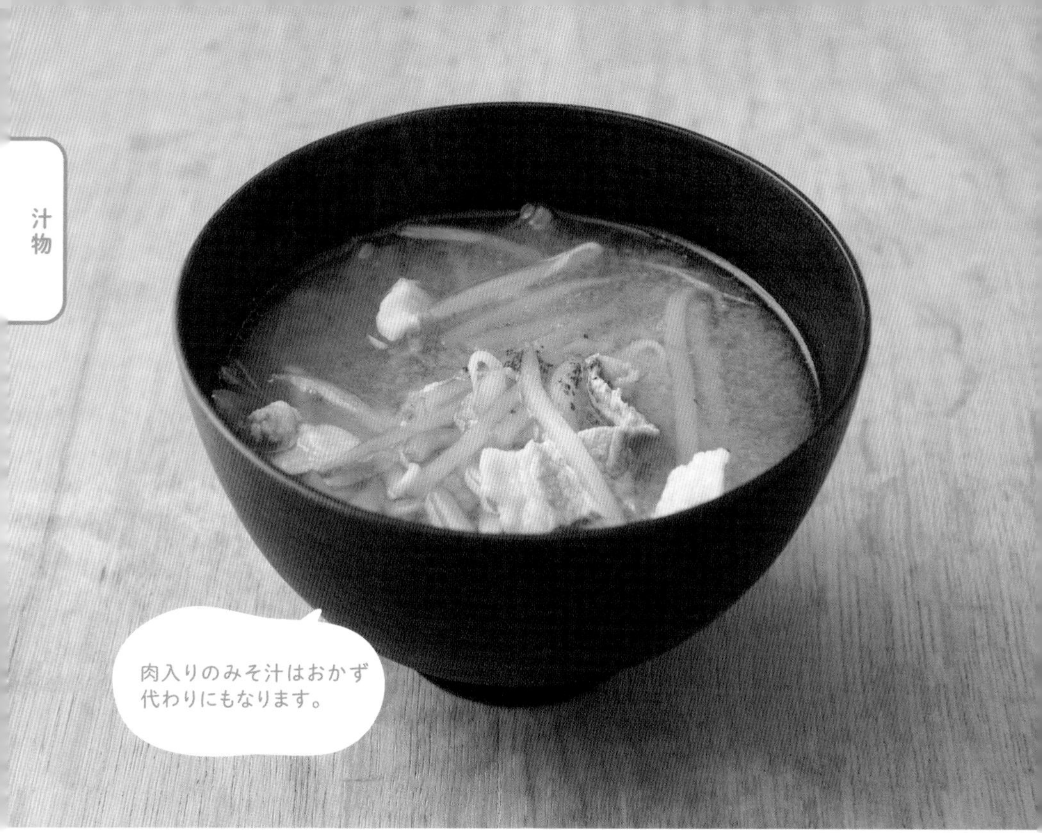
肉入りのみそ汁はおかず
代わりにもなります。

みずみずしいもやしと豚肉のコクがマッチ

もやし豚汁

［材料 2人分］

豚こま切れ肉 ····· 50g
もやし ····· 100g
煮干しだし ····· 2カップ
　材料と作り方は27ページを参照
みそ ····· 大さじ1強
一味唐辛子 ····· 少々

［作り方］

1 豚肉は食べやすい大きさに切る。

2 鍋に煮干しだしを入れて中火にかけ、温める。もやしを加え、煮立ったら、1の豚肉を加える。肉に火が通ったら、みそを加える。仕上げに一味唐辛子をふる。

《1人分 90kcal》

ひとくちメモ
豚肉ともやしを違う食材に変えれば、みそ汁のバリエーションが広がります。

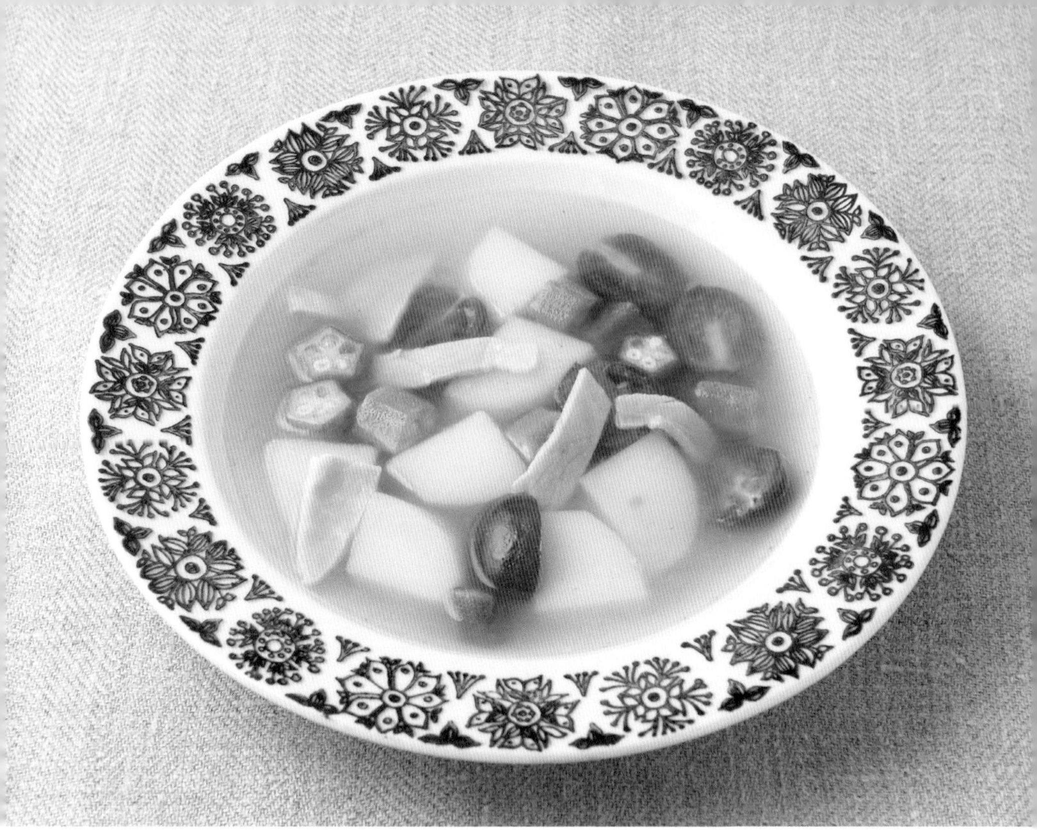

ほんのりスパイシー、彩りあざやか

じゃがいもとオクラとミニトマトのカレースープ

[材料 2人分]

じゃがいも ····· 1 個
オクラ ····· 2 本
ミニトマト ····· 6 個
ハム ····· 1 枚 (15g)
バター ····· 小さじ 1
カレー粉 ····· 小さじ 1
水 ····· 2 カップ
塩 ····· 小さじ 1/3
こしょう ····· 少々

[作り方]

1 じゃがいもは厚さ1cmのいちょう切りにする。オクラは長さ1cmに、ミニトマトは半分に、ハムは幅7mmくらいに切る。

2 鍋にバター、カレー粉を入れて弱火にかけ、香りが立ったらじゃがいもを加えてさっと炒める。水を加えて煮立ったら、ふたをして弱火で5分ほど煮る。じゃがいもがやわらかくなったら、オクラ、ミニトマト、ハムを入れ、1 ～ 2分煮る。塩で味を調え、こしょうをふる。

《 1人分 85kcal 》

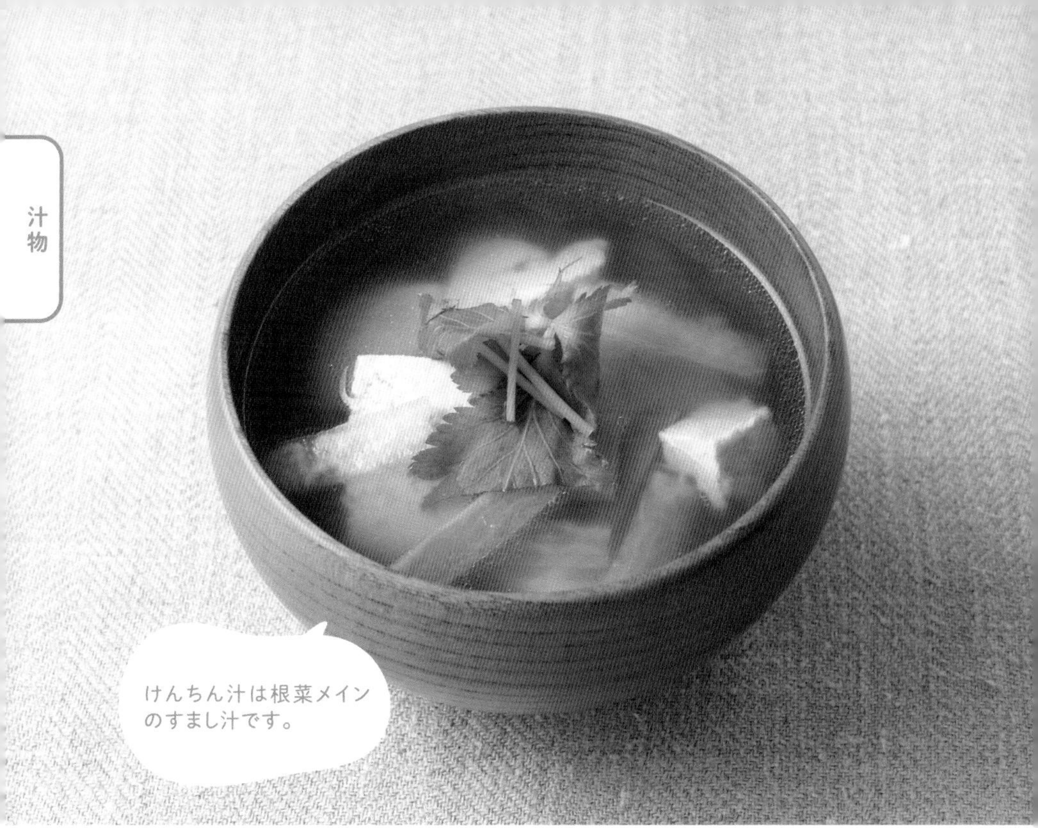

根菜がたくさんとれる身も心も温まる一品

けんちん汁

［材料 2人分］

木綿豆腐 …… 1/2 丁（150g）
大根 …… 50g
にんじん …… 20g
三つ葉 …… 3～4 本
ごま油 …… 小さじ 2
煮干しだし …… 2 カップ
材料と作り方は27ページを参照
しょうゆ …… 小さじ 2

［作り方］

1 豆腐は1cm幅に切る。大根とにんじんは短冊切りにし、ラップで包み電子レンジで1分加熱する。三つ葉はざく切りにする。

2 鍋にごま油を入れて弱火で熱し、1 の豆腐を炒める。大根、にんじん、煮干しだしを加えて中火で煮立てる。アクが出たら取り、しょうゆで味を調える。

3 器に盛り、三つ葉をのせる。

《 1 人分 104kcal 》

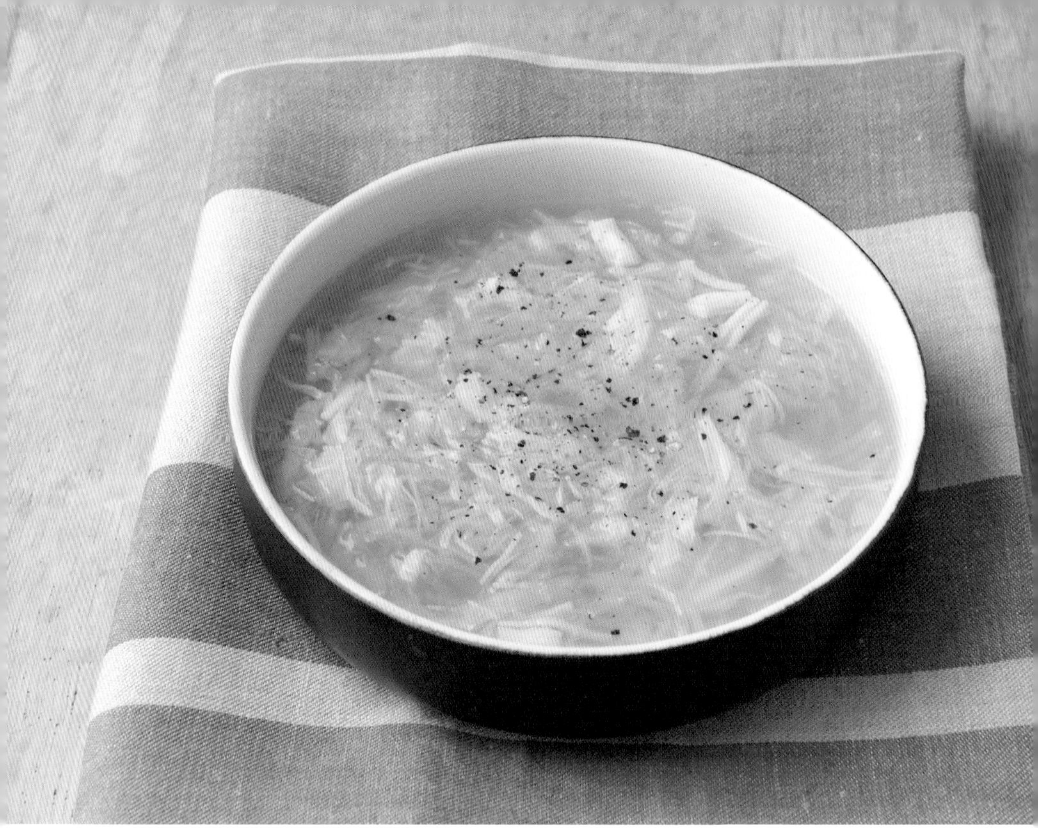

鶏ガラだしを使わずオイスターソースで中華風に

キャベツとほたてのスープ

［材料 2人分］

キャベツ …… 100g
ほたて貝柱の缶詰（ほぐし）
　…… 2缶（130g）
水 …… 2カップ
オイスターソース
　…… 大さじ1/2
粗びきこしょう …… 少々

［作り方］

1 キャベツは千切りにする。

2 鍋にキャベツ、ほたて缶の汁、水を入れて中火にかけ5分ほど煮る。キャベツがやわらかくなったら、ほたて貝柱、オイスターソースを入れ、1～2分煮る。

3 器に盛り、粗びきこしょうをふる。

《1人分 72kcal》

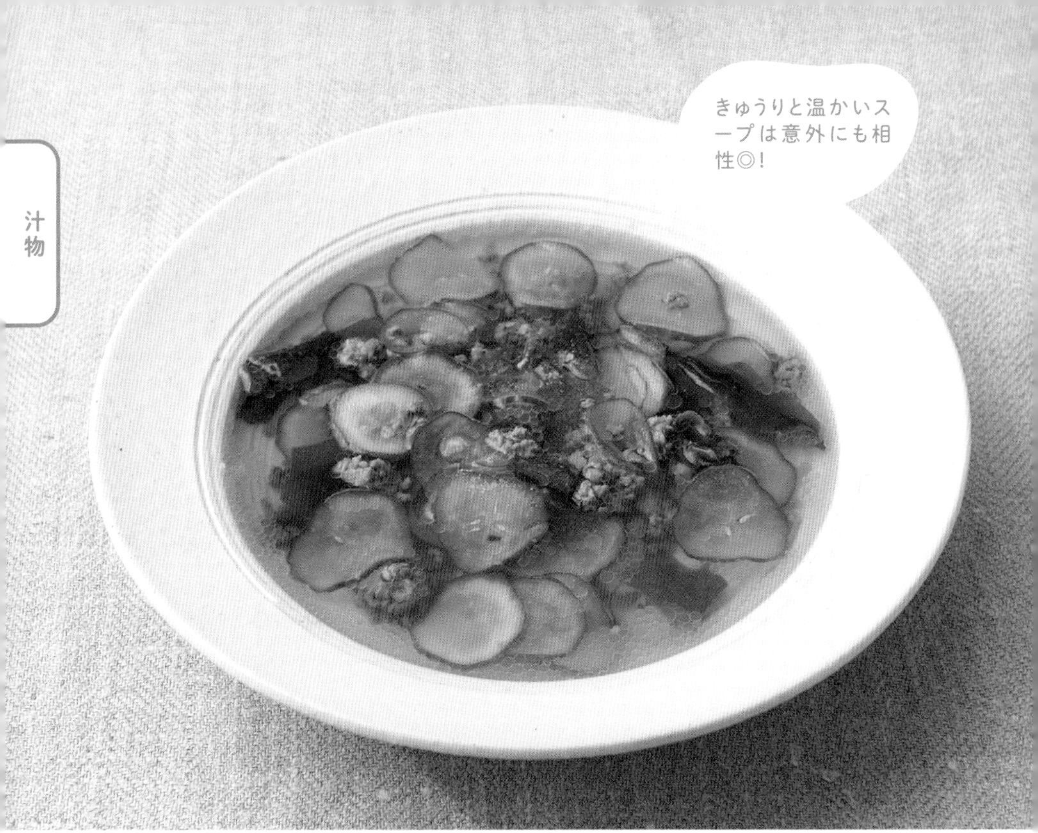

牛肉のだしが効いたエスニック風

牛肉ときゅうりのピリ辛スープ

[材料 2人分]

牛ひき肉 ····· 50g
しょうゆ、ごま油 ····· 各小さじ 1
きゅうり ····· 1/2 本
カットわかめ ····· ひとつまみ
水 ····· 2 カップ
塩、こしょう ····· 各適量

[作り方]

1 牛ひき肉にしょうゆ、ごま油をもみこむ。きゅうりは小口切りにして塩少々をふり、しんなりさせて水気をしぼる。

2 鍋に牛肉を入れ、中火で炒める。肉がポロポロになったら水を加え、煮立ったらアクを取り、きゅうり、わかめを加え、塩で味を調える。

3 器に盛り、こしょうをふる。

《 1 人分 87kcal 》

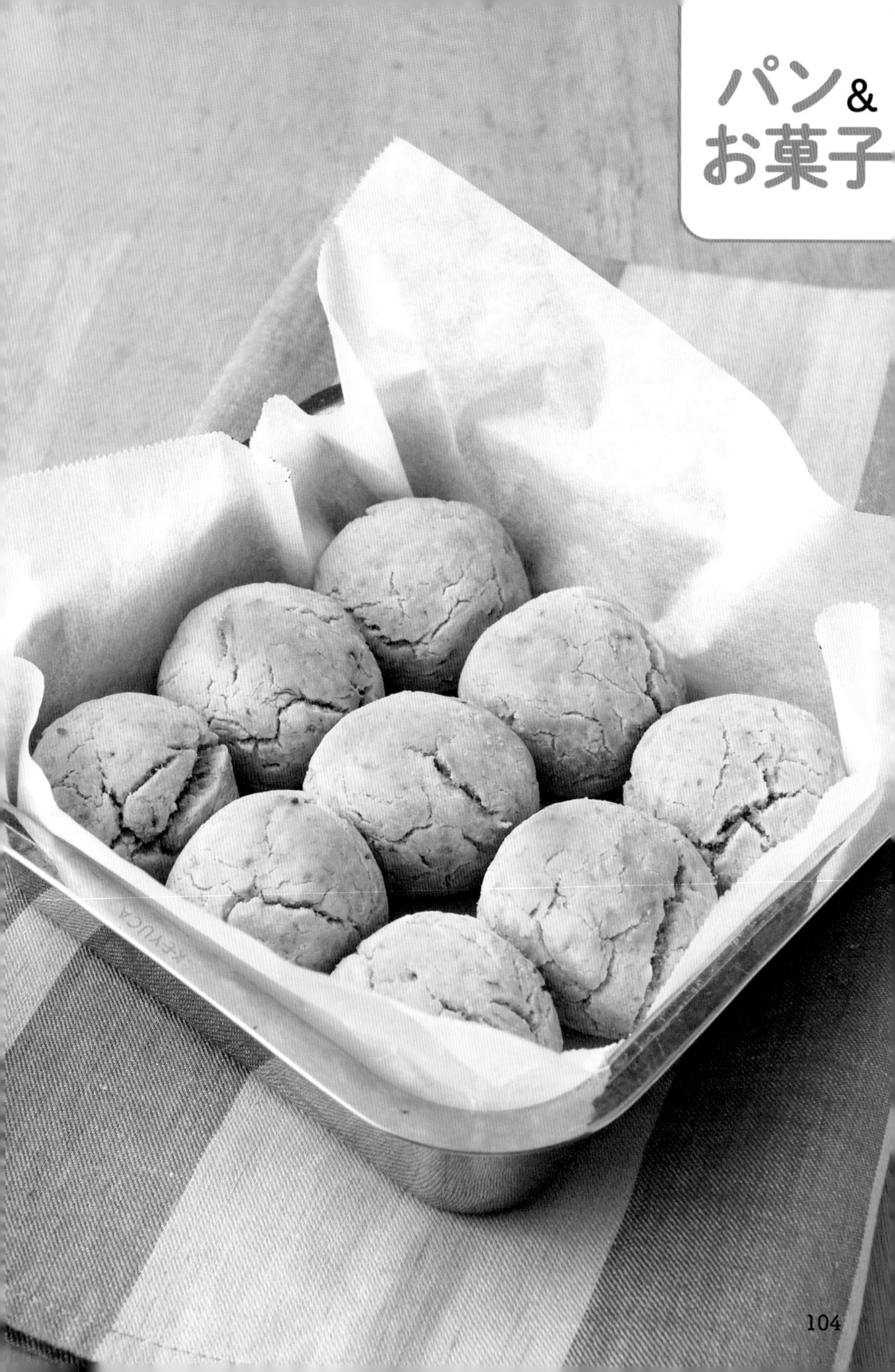

ほんのり甘くてどんな食事とも相性バツグン

米粉とバナナの
お食事パン

[材料 作りやすい分量、9個分]

バナナ（なるべく熟しているもの）…… 2 本（正味 300g）
米粉 …… 250g
ベーキングパウダー …… 大さじ 1 強
米油 …… 大さじ 1

[作り方]

1 バナナはポリ袋に入れて手でつぶしてなめらかにする。またはフードプロセッサーでなめらかにする。

2 ボウルに 1 を入れて、油を加えてまんべんなく混ぜる。米粉、ベーキングパウダーを加えて、ヘラでさらに混ぜる。全体がなじんだら、手で粉っぽさがなくなるまで混ぜて、なめらかになったら 9 等分にして丸める。

3 オーブンを 200℃に温めておき、耐熱容器やオーブン用の型（17㎝四方くらい）に 2 の生地を並べ、20 〜 25 分焼く。

《 1 個分 144kcal 》

ひとくちメモ

1か月ほど冷凍保存できます。1個ずつラップで包み、保存袋に入れて冷凍庫へ。食べるときは電子レンジで加熱して解凍しましょう。
パンを食べたいとき、すぐに食べられるので便利です。

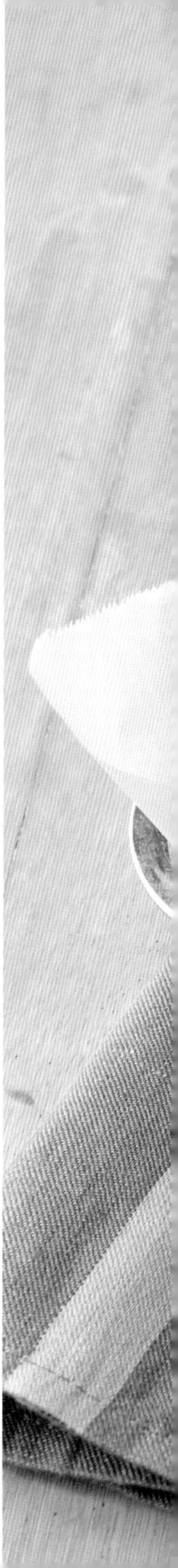

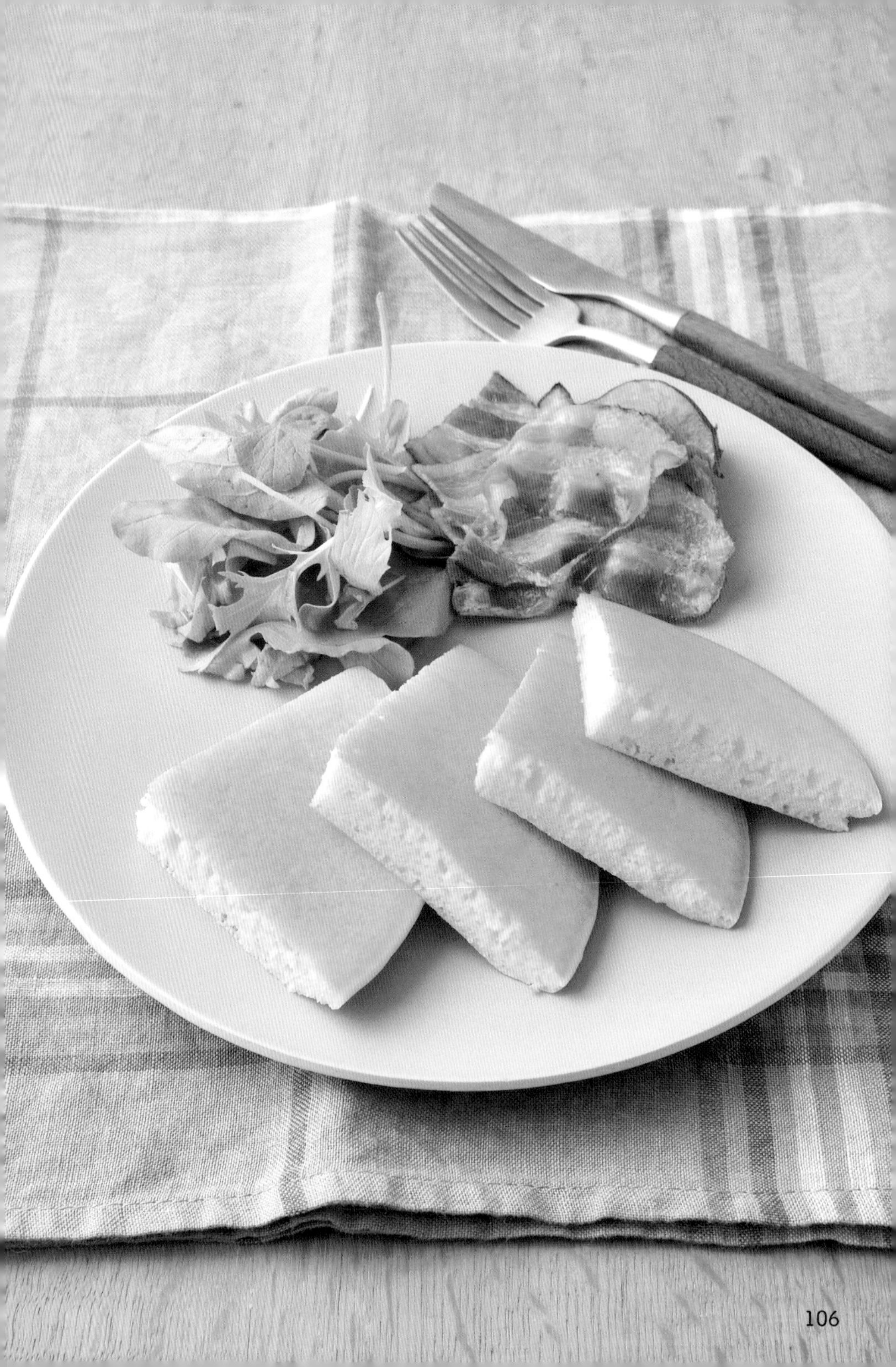

ふわふわモチモチ食感がたまらない

米粉のパンケーキ

［材料 2人分］

米粉 ····· 100g
ベーキングパウダー ····· 小さじ1
卵 ····· 1個
砂糖 ····· 大さじ2
塩 ····· 小さじ1/5
アーモンドミルク ····· 1/2カップ
植物油 ····· 大さじ1
ベーコン ····· 4枚
ベビーリーフ ····· 適量

［作り方］

1 米粉とベーキングパウダーを合わせ、こし器でふるい混ぜる。

2 ベーコンは半分に切り、中火で熱したフライパンで両面を焼く。

3 ボウルに卵、砂糖、塩を入れて泡立て器でよく混ぜ、アーモンドミルクを加えてなめらかになるまで混ぜる。1を加え、ヘラでなめらかになるまで混ぜ、植物油を加えてさらに混ぜる。

4 フライパンに油（分量外）を入れて中火で熱し、温まったら弱火にする。3の生地の半分を流し入れて、表面にプツプツと穴があいてきたら裏返し、さらに2分ほど焼く。残りも同様に焼く。

5 4を食べやすく切って、器に盛り、両面を焼いたベーコンとベビーリーフを添える。

《1人分 476kcal》

ひとくちメモ

朝食にもおやつにもOKなパンケーキ。食べ切れないときは、ラップで包み、保存袋に入れて冷凍庫へ。1か月くらい保存可能です。食べるときは電子レンジで加熱して解凍しましょう。

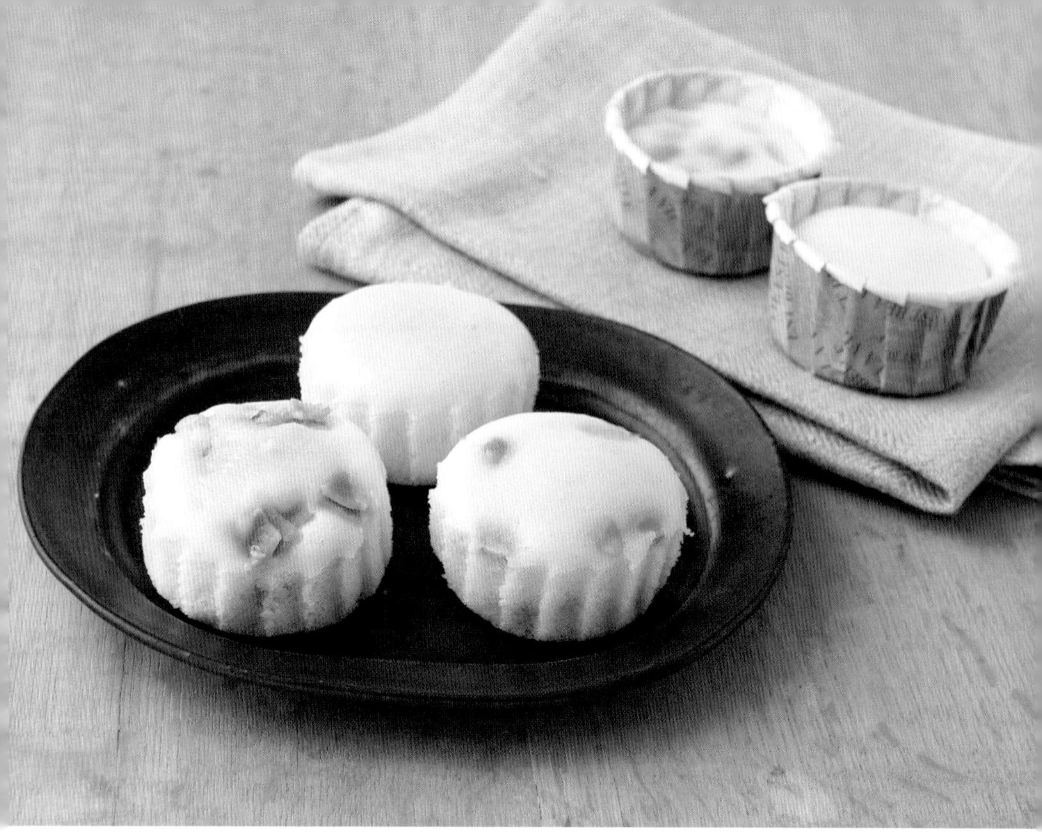

好きな具材を入れてアレンジOK!

米粉蒸しパン

［材料 各2個分］

冷凍枝豆 ····· 40g（むき身）

ハム ····· 1枚

A
- 米粉 ····· 100g
- 砂糖 ····· 30g
- ベーキングパウダー ····· 大さじ1/2
- アーモンドミルク ····· 170mℓ
- 植物油 ····· 小さじ2

［作り方］

1 ハムを細かく刻む。

2 ボウルにAを入れ、ヘラで混ぜる。全体がなじんだら、手で粉っぽさがなくなるまで混ぜて、なめらかになったら3等分する。1/3は何も入れずプレーン味に、1/3には枝豆を、1/3にはハムをそれぞれ加える。

3 2の生地をそれぞれ2等分にし、耐熱性のカップに入れる。蒸し器で20分ほど蒸す。

《各1個分 プレーン98㎉、枝豆107㎉、ハム119㎉》

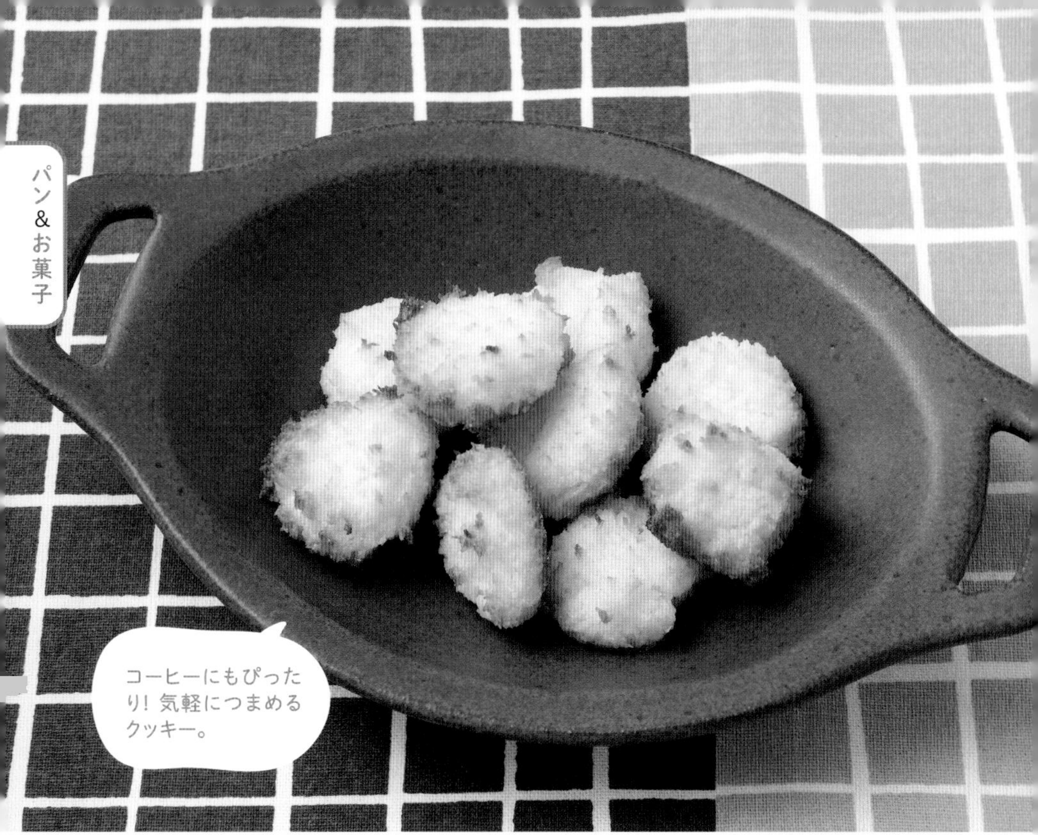
コーヒーにもぴったり! 気軽につまめるクッキー。

シンプルな材料でできるおしゃれおやつ

ココナッツクッキー

［材料 作りやすい分量、約25個分］

ココナッツファイン …… 100g
砂糖 …… 100g
卵白 …… 2個分

［作り方］

1 小鍋にすべての材料を入れてヘラなどで混ぜ合わせながら、弱火にかける。ねっとりするまで加熱する。

2 オーブンを180℃に温める。天板にオーブンシートをしき、1をスプーンで一口大に丸く成形して並べ、10 ～ 12分焼く。

《全量 1093kcal》

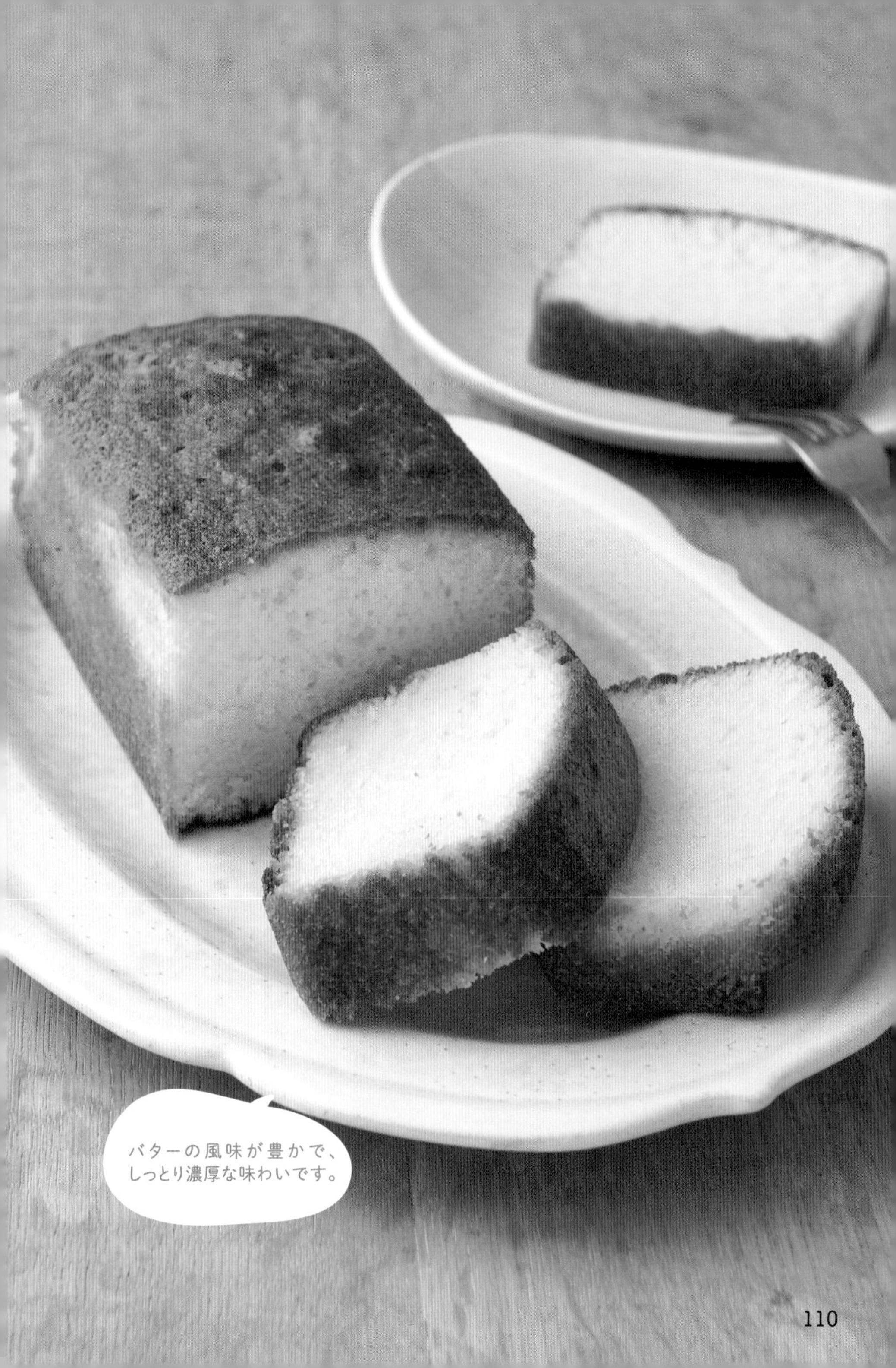
バターの風味が豊かで、
しっとり濃厚な味わいです。

切り分けて冷凍保存すれば好きなときに食べられる

米粉のパウンドケーキ

[材料　縦16cm×横7cm×深さ6cmのパウンド型1本分]

米粉 …… 100g
ベーキングパウダー …… 小さじ1/4
バター …… 100g
砂糖 …… 100g
卵 …… 2個

[作り方]

1 米粉とベーキングパウダーを合わせ、こし器でふるい混ぜる。バターは室温に戻しておく。ボウルに卵を割りほぐす。

2 ボウルにバターを入れ、泡立て器でよく混ぜて白っぽいクリーム状になったら、砂糖を加えてすり混ぜる。卵を加え、なめらかになるまで全体を混ぜ合わせる。ふるった米粉とベーキングパウダーを加えて、ヘラでなめらかになるまで混ぜ合わせる。

3 オーブンを180℃に温める。オーブンシートをしいたパウンド型に2を入れて表面を平らにし、オーブンで30～35分焼く。中心に竹串を刺して、何もついてこなければ焼き上がり。熱いうちに型から取り出す。ケーキクーラーなどにのせて冷まし、好みの厚さに切る。

《1本分 1595kcal》

ひとくちメモ

ひと切れずつラップで包み、保存袋に入れて冷凍庫へ。1か月ほど保存できます。

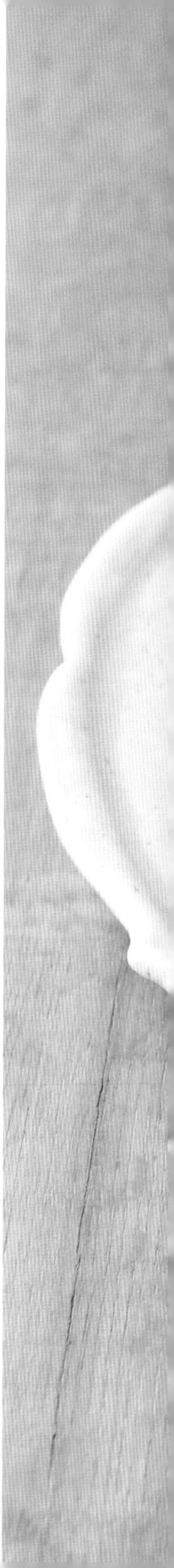

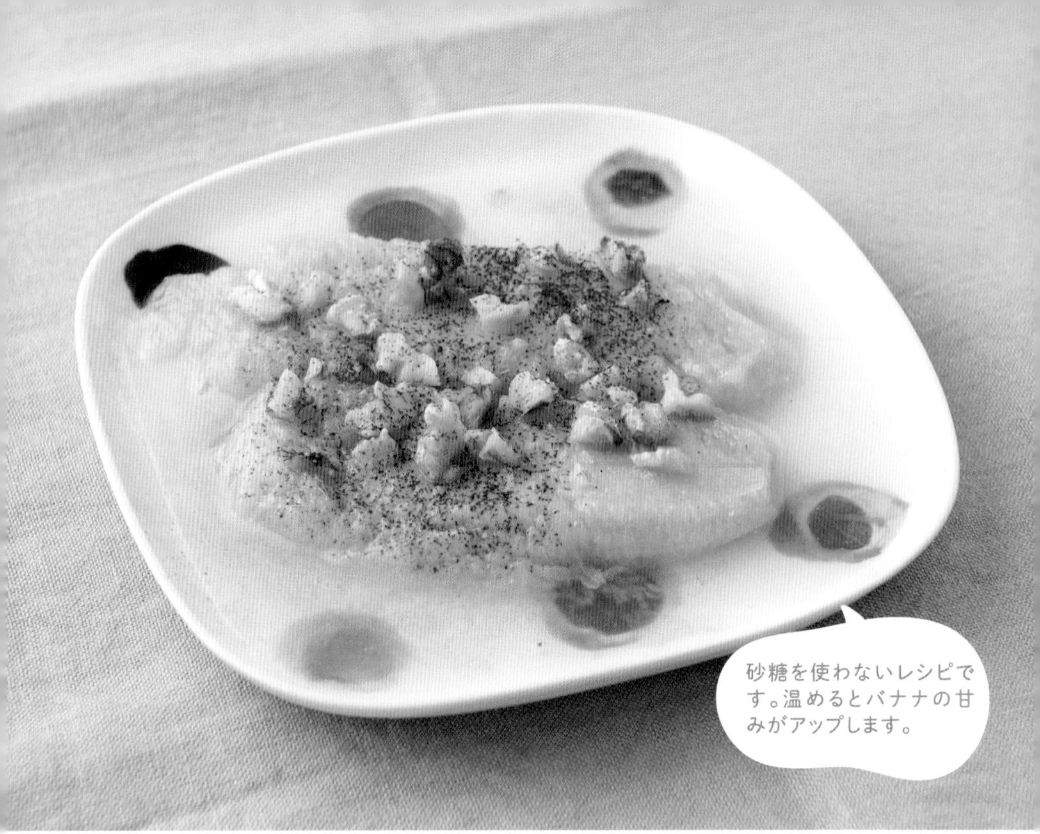
砂糖を使わないレシピです。温めるとバナナの甘みがアップします。

ちょっと甘いものがほしいときのスピードおやつ

レンチンバナナのココアがけ

[材料 1人分]

バナナ …… 1 本
ココアパウダー
…… 小さじ 1/4
くるみ …… 2 粒

[作り方]

1 バナナは食べやすい大きさに切って、ラップをして電子レンジで1分～ 1分30秒加熱する。

2 1にココアパウダー、刻んだくるみをかける。

《 1人分 199kcal 》

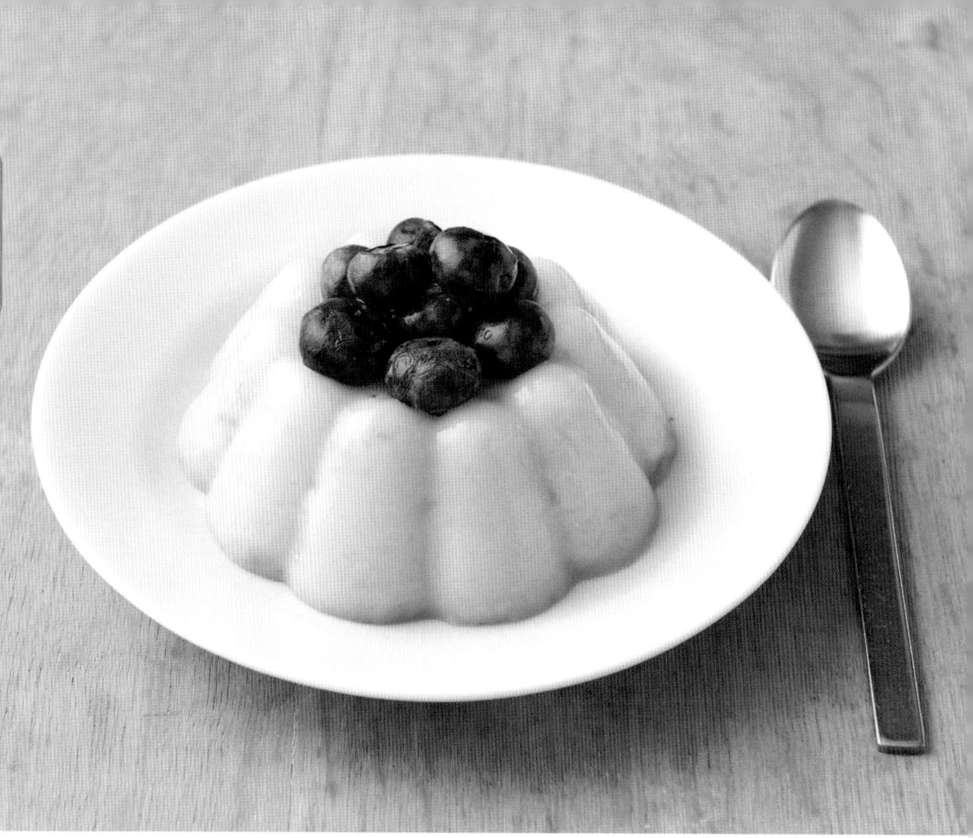

牛乳を使わずアーモンドミルクで作ります

バナナプリン

［材料 3個分］

バナナ …… 大1本
粉ゼラチン …… 5g
アーモンドミルク …… 1カップ
水 …… 1/4カップ
砂糖 …… 大さじ2
ブルーベリー …… 適量

［作り方］

1 バナナはフォークでつぶす。水大さじ2（分量外）にゼラチンをふり入れてふやかす。

2 鍋にアーモンドミルク、水、砂糖を入れて、中火にかけふつふつするまで温める。火を止めてふやかしたゼラチンを加えて溶かし、バナナを加えて全体を混ぜ合わせる。

3 2をボウルに移し、ボウルの底を氷水にあてる。全体にとろみがついたら、水でぬらしたプリンの型に等分ずつ流し入れ、冷蔵庫で約2時間冷やし固める。

4 型から外して器に盛り、ブルーベリーをのせる。

《1個分 75kcal》

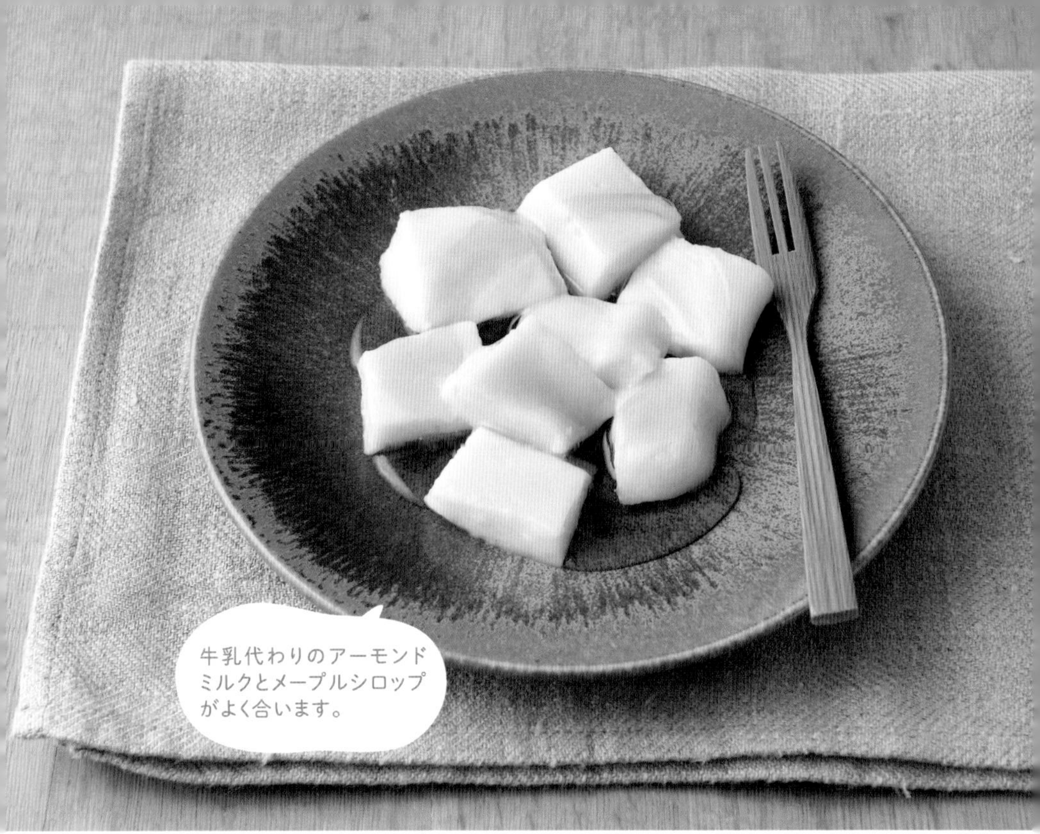
牛乳代わりのアーモンド
ミルクとメープルシロップ
がよく合います。

ぷるぷる食感がクセになる

アーモンドミルクもち

[材料 2人分、15cm×15cmの正方形の型1個分]

アーモンドミルク …… 1 カップ
片栗粉 …… 大さじ 3
砂糖 …… 大さじ 2
メープルシロップ …… 適量

[作り方]

1 鍋にアーモンドミルク、片栗粉、砂糖を入れてよく混ぜ、さらに混ぜながら中火で温める。もったりとしてまとまるまで練り、火を止める。

2 型に流し入れ、粗熱が取れたら冷蔵庫で1時間ほど冷やす。

3 2を食べやすい大きさに切って器に盛り、メープルシロップをかける。

《 1 人分 128kcal 》

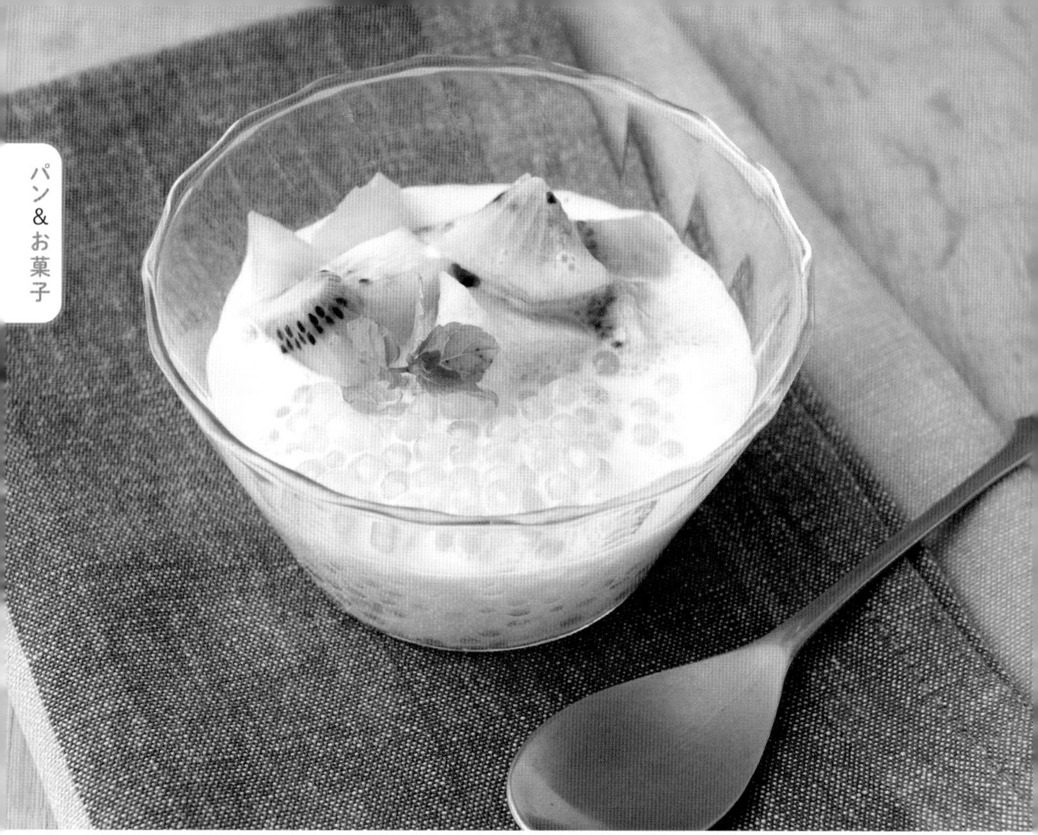

やさしい甘さがうれしいアジアンテイストなスイーツ

タピオカとキウイのココナッツミルク

［材料 2人分］

タピオカ …… 30g
キウイ …… 1個
ココナッツミルク
　…… 1/2カップ
アーモンドミルク
　…… 1/2カップ
砂糖 …… 大さじ2
ミント …… 適量

［作り方］

1 鍋にココナッツミルク、アーモンドミルク、砂糖を入れてよく混ぜ、中火にかけて砂糖が溶けるまで温める。ボウルに移して粗熱を取り、冷蔵庫で2時間ほど冷やす。

2 タピオカは沸騰した湯で15〜20分ゆでて、冷水にさらしてぬめりを取り、水に5分つける。キウイは幅1cmくらいのいちょう切りにする。

3 タピオカとキウイを器に盛り、1をかける。ミントを飾る。

《1人分 198kcal》

外食やコンビニ食の選び方

本書ではたくさんのレシピを紹介してきましたが、
毎日家で作るのは大変ですし、外出先で食べなくてはいけないこともあるでしょう。
そこで、外食やコンビニ食のメニューの選び方をご紹介。
また、子ども向けのお弁当づくりのポイントもお教えします。

上手に選べば怖くない
外食のメニュー選びにはこれ！

グルテンフリー食を選び、玉ねぎは避ける！

グルテンフリー食と低FODMAP食は違うものではありますが、小麦を制限する点は同じです。小麦を避けた外食時のメニュー選びは簡単で、「和食」が基本。日本料理は低FODMAP食に似ており、米は最も水素を発生させない食品のひとつです。もちやおかゆもおすすめ。お寿司やお刺身定食もおすすめですが、練りわさびは高FODMAP食品なのでNG、本わさびはOKです。ハンバーガーも具材の玉ねぎを抜いてもらったり、ライスバーガーを選ぶなど工夫すれば、楽しくおなかにもやさしく食べられますよ。

ただし、グルテンフリー食の中にも高FODMAP食があるので注意は必要。120ページ以降の「食品別高・低FODMAPリスト」で確認しましょう。

学校、遠足、受験のときでも安心
子どものお弁当にはこれ！

パンよりおにぎり、おやつはバナナ、牛乳はラクトフリー

まず、子どもで過敏性腸症候群が疑われる場合は、小児科を受診し医師に食事について相談を。その上で給食で食べられないもの、代わりに持参したい食べ物について教師に相談してみてください。

遠足や受験などでお弁当を持参する際も、子どもがおなかを壊さないよう工夫が必要です。基本はお米がいいのでおにぎり。チャーハンは玉ねぎやにんにくを使わないこと。おかずには卵や肉、ブロッコリーやトマトなど低FODMAP食品をバランスよく入れましょう。パンが好きな子どもなら、小麦不使用のパンを使ったサンドイッチを。おやつは子どもの成長にもいいバナナがおすすめです。いちごやキウイなども低FODMAPの果物なのでOK。ヨーグルトや牛乳はラクトフリーのものを選びましょう。

食品ラベルで高FODMAP成分をチェック
コンビニ食にはこれ!

原材料名の最初のほうに、玉ねぎ、にんにく、果糖ブドウ糖液糖、フルクトースと記載がある食品は避ける

パッケージ裏面の食品ラベルで原材料名を必ず確認しましょう。原材料名の最初のほうに何が書かれているかを見る癖をつけることが大切です。高FODMAP食品は相当量を定期的に食べていると症状を引き起こします。そのため、少量だけ含まれている分には大丈夫（除去期以外）。FODMAPが含まれている食品がすべて食べられないわけではありません。ポイントはその量です。原材料名は、多く含まれるものから順に表示されています。最初のほうに、高FODMAP成分が書かれているものは避けましょう。たとえば、原材料名の2番目など最初のほうにフルクトースと記載されていれば、フルクトースの量が多くメインの甘味料として使われている商品だということがわかります。よってこの商品はNG。

また、これまで述べてきたように、パンよりもお米を選ぶこと。ただし、米は冷えた状態だと「レジスタントスターチ」という糖質に変化し、腸で吸収しづらくなります。大腸で過剰に発酵しガスが大量に発生してしまうため、おなかの調子が悪い人はおにぎりなど米は温めてから食べましょう。また、見落としがちなのがサラダとそのドレッシング。ポテトサラダやドレッシングには玉ねぎが含まれている場合が多いです。飲み物は、水か緑茶を選べば間違いなし。体によいイメージのウーロン茶にはオリゴ糖（フルクタン）が、豆乳にも高ガラクトオリゴ糖が含まれており、実は高FODMAP食品なので注意。

おやつには、ナッツ類がおすすめです。アーモンドとヘーゼルナッツは1日10粒以下ならOK。カシューナッツはNGです。

食品ラベルの読み方
||
原材料の最初のほうに注目

高FODMAP成分が最初のほうに記載されていたら、メイン成分であるということ。後半なら問題なし。

〈 例①：ジュース 〉

●名称：清涼飲料水
●原材料名：砂糖、フルクトース、果汁、食塩、酸味料、香料、アミノ酸、酸化防止剤

↑
2番目に記載されているため（メインの材料）
NG

〈 例②：パン 〉

●名称：菓子パン
●原材料名：コーンスターチ、じゃがいも粉、タピオカ粉、乳固形分、重曹、塩、フルクトース、保存料

↑
7番目に記載されているため（付随的な材料）
OK

低FODMAP食で代用できる食品

小麦や牛乳などは高FODMAP食品なので、除去期間には食べられません。
代わりに使用できる食品を紹介します。
商品によっては小麦粉などが含まれるものがあるので、
購入の際はパッケージの原材料名を必ず確認してください。

● 麺類

エスニック料理で食べられる麺は米粉で作ったものが多いので、麺が食べたいときにおすすめです。

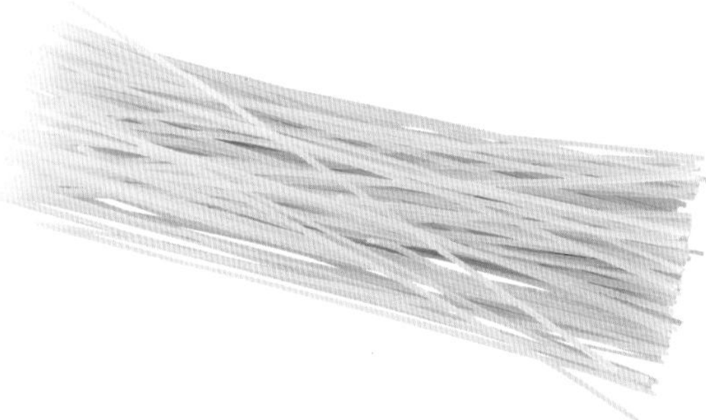

ビーフン

米粉を麺状にしたものの総称。でんぷんを加えていることもある。

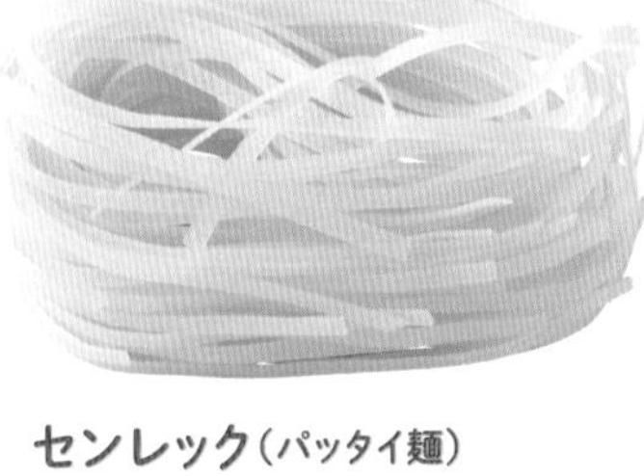

センレック（パッタイ麺）

タイ料理のパッタイで使われる平たい米麺。米100%のものが多い。

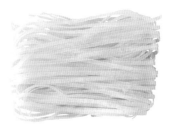

フォー

ベトナム料理で使われる平たい米麺。タピオカを加えていることもある。

● 粉類

小麦粉の代わりに生地や衣に使うことができます。

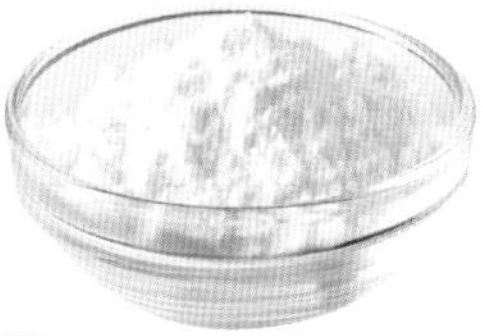

米粉

米を砕いて粉状にしたもの。昔から和菓子の材料に使われてきたが、最近はパンやケーキの材料としても使われている。

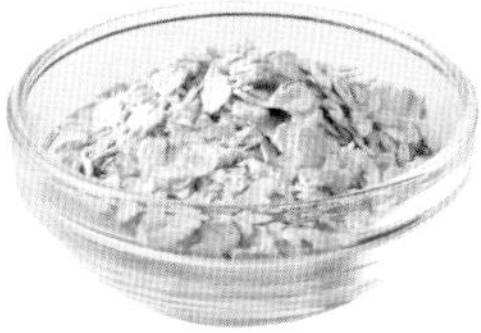

オートミール

オーツ麦（燕麦《えんばく》）を加工したシリアル。皮を取って蒸して平たくしたものを「ロールドオーツ」、それを粉砕したものを「クイックオーツ」という。クイックのほうが調理時間を短縮できる。

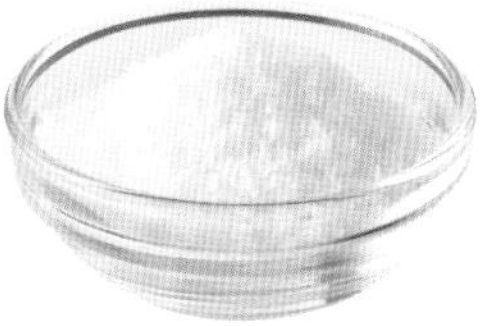

ココナッツファイン

ココナッツの果肉を削ったもの。

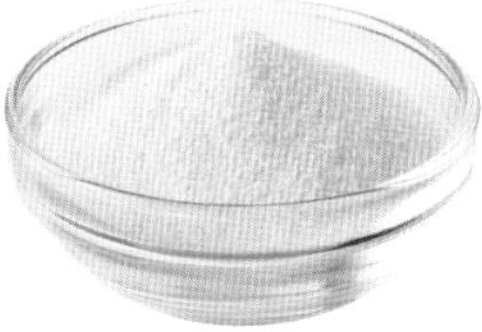

コーンミール

乾燥させたとうもろこしを粉状にしたもの。ほんのり甘い味わい。

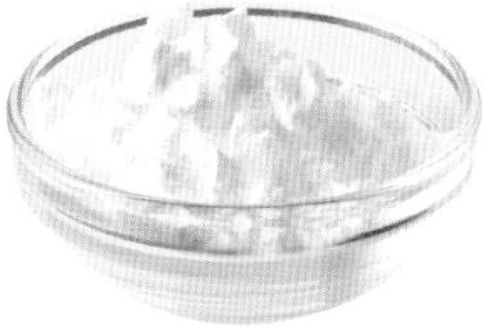

コーンスターチ

とうもろこしから作られたでんぷん。

● 液体

牛乳の代わりに使用します。

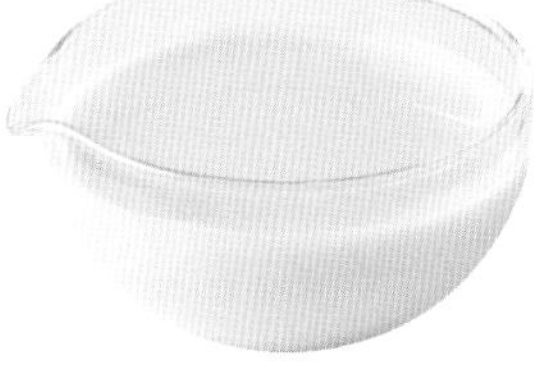

アーモンドミルク

アーモンドを原料として作られる飲料。ほのかに甘い香りがする。

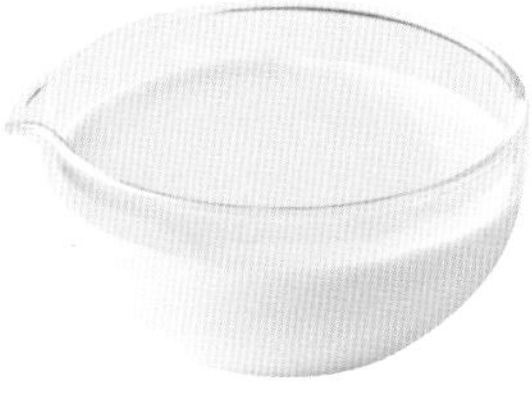

ココナッツミルク

ココナッツの種子にある胚乳《はいにゅう》が原料。とろみと独特の甘みがある。

食品別

高・低FODMAPリスト

どの食品がFODMAPが高いか低いかを一覧にしました。
食品に含まれているFODMAPも記載しています。
この本で紹介しているレシピは低FODMAP食品だけを使用しています。
低FODMAP食品でも1回の食事あたりの許容量（カッコ内の数値）が
限られている場合もあるので気をつけましょう。
チャレンジ期には高FODMAP食品をP29の順に従って食べていきます。

含まれているFODMAP

[ガ] 発酵性オリゴ糖のガラクトオリゴ糖
[フ] 発酵性オリゴ糖のフルクタン
[乳] 発酵性二糖類の乳糖（ラクトース）
[果] 発酵性単糖類の果糖（フルクトース）
[ポ] 発酵性ポリオール（ソルビトール、マンニトールなど）

穀物

高FODMAP

- 大麦 [ガ][フ]
- もち麦 [ガ][フ]
- 小麦 [ガ][フ]
- ライ麦 [ガ][フ]
- パン（大麦・小麦・ライ麦）[フ]
- ラーメン（小麦）[フ]
- パスタ [フ]
- うどん [フ]
- そうめん [フ]
- クスクス（小麦）[フ]
- ピザ [フ]
- お好み焼き [フ]
- たこ焼き [フ]
- シリアル（大麦・小麦・オリゴ糖・ドライフルーツ、はちみつを含むもの）[フ]

など

低FODMAP

- 白米
- 玄米
- 米粉類
- もち米・もち
- そば（十割）
- シリアル（米・オーツ麦）
- グルテンフリーの食品
- タコス
- スターチ
- コーンスターチ
- オートミール
- コーンミール
- フォー
- ビーフン

など

肉・魚・卵

高FODMAP

- ソーセージ（加工肉には、玉ねぎ、にんにく、フルクトースなどが含まれていることが多い）[フ]

低FODMAP

- ベーコン
- ハム
- 豚肉
- 牛肉（赤身）
- 鶏肉
- 羊肉
- 魚介類
- 卵

豆・ナッツ

高FODMAP

- 大豆 [ガ][フ]
- ひよこ豆 [ガ]
- あずき [ガ][フ]
- あんこ [ガ]
- カシューナッツ [ガ][フ]
- ピスタチオ [ガ][フ]
- 絹ごし豆腐 [ガ][フ]
- 豆乳（大豆由来）[ガ]

低FODMAP

- アーモンド（10粒以下）[ガ]
- ヘーゼルナッツ（10粒以下）[ガ]
- くるみ
- 栗
- ピーナッツ
- 松の実
- かぼちゃの種
- 木綿豆腐

野菜・ハーブ・海藻

高FODMAP

- アスパラガス [フ][果]
- にら [ポ]
- さやえんどう [ガ][フ][ポ]
- スナップえんどう [果]
- 玉ねぎ [ガ][フ]
- ゴーヤ [ガ]
- 長ねぎ [フ]
- カリフラワー [ポ]
- セロリ [ポ]
- とうもろこし [ポ]
- ごぼう [ガ]
- にんにく [フ]
- キムチ [フ]

など

低FODMAP

- にんじん
- トマト
- 缶詰のトマト
- ブロッコリー（270g未満）[フ]
- かぼちゃ
- ほうれん草
- チンゲン菜（115g未満）[ポ]
- ピーマン（75g未満）[ポ]
- オクラ（90g未満）[フ]
- さやいんげん（125g未満）[ポ]
- キャベツ（100g未満）[ポ]
- 紫キャベツ（100g未満）[ポ]
- レタス
- 白菜（500g未満）[フ]
- かぶ（100g未満）[フ]
- 大根（280g未満）[フ]
- なす（182g未満）[ポ]
- きゅうり
- ズッキーニ（75g未満）[フ]
- パクチー（少量）
- もやし
- 枝豆（210g未満）[フ]
- たけのこ
- れんこん（150g未満）[ガ]
- しその葉（少量）
- 三つ葉（少量）
- 唐辛子（35g未満）[フ]
- パセリ
- ミント
- バジル
- モリンガ
- 焼きのり
- 海藻麺

など

いも・きのこ

高FODMAP

- さつまいも [ポ]
- 里いも（タロイモ）[ガ]
- しいたけ [ポ]
- えのき [ポ]
- マッシュルーム [ガ][フ]

低FODMAP

- じゃがいも
- ヤムいも（300g未満）[フ]
- こんにゃく麺

スパイス・調味料

高 FODMAP

- わさび（練り）ガ ポ
- みりん ポ
- はちみつ 果
- オリゴ糖 ガ フ
- コーンシロップ（果糖ブドウ糖液糖）果
- ソルビトール、キシリトールなどの甘味料 ポ
- アップルソース 果
- トマトケチャップ フ
- カスタード 乳
- カレーソース（小麦粉が含まれるもの）ガ フ
- シチュー（小麦粉が含まれるもの）ガ フ
- バルサミコ酢 果

など

低 FODMAP

- カレー粉
- こしょう
- チリパウダー
- 唐辛子（粉末）
- 塩
- 砂糖（スクロース）
- みそ（75g以下）フ
- しょうゆ
- 酢
- しょうゆポン酢（少量）
- マヨネーズ
- オリーブ油
- ごま油
- ラー油（少量）
- ココナッツオイル
- メープルシロップ
- 魚油
- キャノーラ油
- ウスターソース（105g未満）ガ ポ
- オイスターソース
- マスタード
- ピーナッツバター
- デキストロース
- スクラロース
- サルサソース
- サフラン
- パプリカパウダー

など

乳製品

高 FODMAP

- 牛乳 乳
- 生クリーム 乳
- 乳糖を含む乳製品全般 乳
- ヨーグルト 乳
- アイスクリーム 乳
- クリーム類全般 乳
- ラッシー 乳
- ホエイチーズ 乳
- プロセスチーズ 乳
- カッテージチーズ 乳
- クリームチーズ 乳
- プリン 乳
- コンデンスミルク 乳

など

低 FODMAP

- バター
- マーガリン（牛乳を含まないもの）
- アーモンドミルク
- ラクトース（乳糖）フリーの乳製品
- カマンベールチーズ
- チェダーチーズ
- モッツァレラチーズ
- パルメザンチーズ
- ギー

など

果物

高 FODMAP

- りんご 果 ポ
- 桃 フ ポ
- すいか フ 果 ポ
- なし 果 ポ
- グレープフルーツ フ
- メロン フ
- アボカド ポ
- 柿 フ
- 西洋なし 果 ポ
- さくらんぼ 果 ポ
- ざくろ フ
- ブラックベリー ポ
- ライチ ポ
- いちじく 果
- グアバ 果
- プラム フ ポ
- マンゴー 果
- あんず フ ポ
- レーズン フ
- プルーン フ
- 梅干し（はちみつ入りのもの） 果

低 FODMAP

- バナナ（1本まで） フ
- いちご
- ぶどう
- キウイ（286g未満） フ
- オレンジ
- みかん
- きんかん
- レモン（187g未満） フ
- ライム
- パイナップル（200g未満） フ
- ブルーベリー（50g未満） フ
- パパイヤ
- ココナッツ

など

菓子類

高 FODMAP

- ケーキ（ショートケーキ） フ
- パンケーキ フ
- 焼き菓子 フ
- ミルクチョコレート 乳

など

低 FODMAP

- ポップコーン
- せんべい
- タピオカ（白・無糖）
- ポテトチップス（少量）

など

飲み物

高 FODMAP

- ウーロン茶 フ
- ハーブティー フ
- 昆布茶 フ
- フルーツジュース 果
- 麦芽コーヒー フ
- チャイ フ
- マルチビタミンジュース 果
- エナジードリンク 果
- ポートワイン 果
- ラム酒 果

など

低 FODMAP

- 水・ミネラルウォーター
- 緑茶
- コーヒー（無糖）
- 紅茶（無糖・250g以下） フ
- ルイボスティー
- ココア（無糖）
- レモネード（無糖）
- クランベリージュース
- ビール
- ウイスキー
- ウォッカ
- ジン
- 甘くないワイン
- 甘くないスパークリングワイン
- 日本酒

など

おわりに

日本では、日本消化器病学会等の学術総会であるＪＤＤＷ２０２１において、ＩＢＳ（過敏性腸症候群）の診断と治療の権威であるRome Foundationのマグナス・シムレン教授が招かれ、低ＦＯＤＭＡＰ食についての講演が行われました。日本においてもおなかの不調をもつ患者さんに対して低ＦＯＤＭＡＰ食がますます浸透していくでしょう。そういったなかで、このようなレシピ本が出版されることに大きな意義があると考えます。

最後に、補足を述べます。

第一に、高ＦＯＤＭＡＰ食品のすべてを、完全に食べてはいけないわけではありません。パン（フルクタン）は合わなくても、りんご（フルクトース・ポリオール）は食べられる人もいます。高ＦＯＤＭＡＰ食品すべてを、一生除去するのが低ＦＯＤＭＡＰ食事法だと誤解している医師もいるので注意してください。しかも、食品アレルギーと違って、自分の腸に、どのＦＯＤＭＡＰ成分が合わないか、しっかり自己分析できれば、たとえ高ＦＯＤＭＡＰ食品だったとしても、少量なら食べられることが多いのです。つまりは自己調節できるのです。

この点が、食べると息苦しく呼吸困難になったり、血圧が下がったり、全身にじんましんが出たりするなど、いわゆるアナフィラキシーショックの原因になる「食物アレルギーを起こす食べ物」との大きな違いです（セリアック病患者におけるグルテンは、完全に除去する必要があります）。

第二に、「高FODMAP」「低FODMAP」の分類に関しては、大学によって見解が異なっている場合があります。たとえば、セロリに関しては、豪モナッシュ大学は高FODMAP食品とし、米スタンフォード大学では低FODMAP食品としています（高FODMAP食品が正しい）。食材には産出地や種類で差があるため、このような見解の差異が生じるのです。完全に一致することは、これからもないでしょう。また、果物などは、品質改良によって甘すぎる（果糖が増強されている）ものもあります。また、すべての食品のFODMAP成分について、解析が終わっているわけではありません。しかし、食べていいかどうかは、最終的に、あなたの腸が決めればよいのです。ぜひ、食べたときに自らの腸が発するメッセージを注意深く聞く「傾腸《けいちょう》」をしてみてください。

第三に、実行可能なレシピにすることです。

レシピは、実行可能なものでなくては意味がありません。作るのが困難だったり、厳格にすべての高FODMAP食品を除去したりしたレシピでは、実際に食べられる料理にはなりません。本書のレシピは、実験室の「試薬」としてではなく、「おいしく楽しく食べられるレシピ」になっています。

医学は、常に更新されていくものです。現時点で、医学的にわかっていることをまとめたのが本書です。これから明らかになってくることも多いはずですが、それらが全部出るのをただ待っているだけでは現代に生きている人を救うことはできません。

今、目の前で困窮している患者さんの人生には、貴重な青春があり、大切なイベント（受験、恋愛、結婚、就職など）があり、一刻の猶予もありません。そんな患者さんを１秒でも早く救いたい、という気持ちで制作しました。

人生には、今しかできないことがあります。今まで何を試しても、おなかの不調がよくならず、さまざまな人生のチャンスを逃し、悔し涙を流してきたあなたにこそ、この本を贈りたいのです。

これまでの医師は、おなかの不調を抱える患者さんに「刺激物を避け、食べすぎを避け、ごぼうやアスパラガスなどの食物繊維をたくさんとって、ヨーグルトやりんごを食べましょう」という指導をしてきました。

しかし、最後まで読んでくださったあなたならおわかりのとおり、過敏性腸症候群やＳＩＢＯ（小腸内細菌増殖症）の患者さんでは逆効果になることがあります。そしてその数は、日本で、潜在的な患者も含めると１７００万人とも推定されます。まさに重大な健康問題です。万人の腸によいという食事はありません。ひとりひとりの腸内細菌叢は指紋と同じように異なるからです。これからの時代は、ひとりひとりの腸に合ったオーダーメイドの食事法が必要なのです。

この本をきっかけとして、あなたが、常に腸のことを意識せざるをえない毎日から解放され、あなたの人生が当たり前の幸福を取り戻すことを祈り、筆をおきます。

医学博士・江田クリニック院長　江田　証

参考文献

- Halmos, Emma P., et al. "A diet low in FODMAPs reduces symptoms of irritable bowel syndrome." *Gastroenterology* 146.1 (2014): 67-75.
- Varjú, Péter, et al. "Low fermentable oligosaccharides, disaccharides, monosaccharides and polyols (FODMAP) diet improves symptoms in adults suffering from irritable bowel syndrome (IBS) compared to standard IBS diet: A meta-analysis of clinical studies." *PLoS One* 12.8 (2017).
- Tana, C., et al. "Altered profiles of intestinal microbiota and organic acids may be the origin of symptoms in irritable bowel syndrome." *Neurogastroenterology & Motility* 22.5 (2010): 512-9.
- McIntosh, Keith, et al. "FODMAPs alter symptoms and the metabolome of patients with IBS: a randomised controlled trial." *Gut* 66.7 (2017): 1241-1251.
- Farmer, Adam D., et al. "Caecal pH is a biomarker of excessive colonic fermentation." *World Journal of Gastroenterology: WJG* 20.17 (2014): 5000-7.
- Lin, Henry C. "Small intestinal bacterial overgrowth: a framework for understanding irritable bowel syndrome." *JAMA* 292.7 (2004): 852-8.
- Rezaie, Ali, et al. "Hydrogen and Methane-Based Breath Testing in Gastrointestinal Disorders: The North American Consensus." *The American Journal of Gastroenterology* 112.5 (2017): 775-784.
- Sachdev, Amit H., and Mark Pimentel. "Gastrointestinal bacterial overgrowth: pathogenesis and clinical significance." *Therapeutic advances in chronic disease* 4.5 (2013): 223-31.

著者
江田証（えだ・あかし）

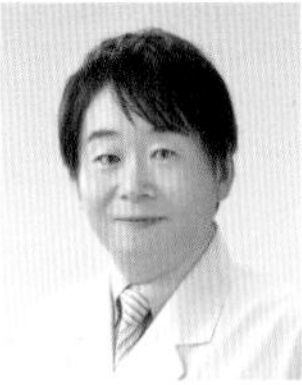

医学博士。江田クリニック院長。自治医科大学大学院卒。日本消化器病学会奨励賞受賞。米国消化器病学会（AGA）インターナショナルメンバーを務める。日本消化器病学会専門医。日本消化器内視鏡学会専門医。毎日、最新の治療法を求めて国内外から来院する、おなかの不調を抱えた患者を胃内視鏡、大腸内視鏡で診察し、改善させることを生きがいにしている。「世界一受けたい授業」（日本テレビ）などテレビやラジオ、雑誌などに多数出演。著書に16万部を超え、海外でも翻訳されたベストセラー『新しい腸の教科書』（池田書店）など多数。著書累計86万部を突破。5冊が中国、台湾、韓国など海外で翻訳されている。

レシピ
牧野直子（まきの・なおこ）

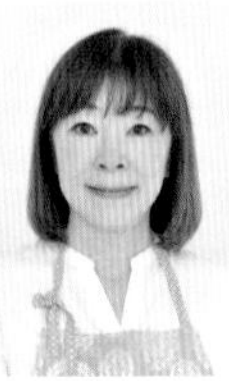

管理栄養士、料理研究家、ダイエットコーディネーター。「スタジオ食（くう）」代表。健康、美容の幅広いテーマでレシピ開発や栄養指導、講師活動を行う。家庭で無理なく作れるシンプルなレシピ、わかりやすい解説に定評がある。著書・監修書に『1食20gが簡単にとれる！ たんぱく質しっかりおかず』（池田書店）、『野菜の栄養と食べ方まるわかりBOOK』（ワン・パブリッシング）、『眠れなくなるほど面白い 図解 栄養素の話』（日本文芸社）など多数。

カバー・本文デザイン	松田 剛・平田麻衣・前田師秀・石倉大洋（Tokyo 100millibar Studio）
撮影	村尾香織
スタイリング	サトウトモヨ
調理アシスタント	徳丸美沙（スタジオ食）
イラスト	ツキシロクミ
編集協力	糸井千晶（cocon）・小野寺紗名美
校正	株式会社ぷれす・村上理恵

医師が教える
新しい腸活レシピ

著　者　江田 証
レシピ　牧野直子
発行者　池田士文
印刷所　日経印刷株式会社
製本所　日経印刷株式会社
発行所　株式会社池田書店
〒162-0851
東京都新宿区弁天町43番地
電話 03-3267-6821（代）
FAX 03-3235-6672

落丁・乱丁はお取り替えいたします。

ISBN 978-4-262-12405-6

[本書内容に関するお問い合わせ]
書名、該当ページを明記の上、郵送、FAX、または当社ホームページお問い合わせフォームからお送りください。なお回答にはお時間がかかる場合がございます。電話によるお問い合わせはお受けしておりません。また本書内容以外のご質問などにもお答えできませんので、あらかじめご了承ください。本書のご感想についても、当社HPフォームよりお寄せください。
[お問い合わせ・ご感想フォーム]
当社ホームページから
https://www.ikedashoten.co.jp/

23000001